Kohlhammer

DKG-Publikationen

Musterverträge der DKG

Herausgegeben von der Deutschen Krankenhausgesellschaft e. V., Berlin

Eine Übersicht aller lieferbaren und im Buchhandel angekündigten Bände der Reihe finden Sie unter:

 https://shop.kohlhammer.de/dkgpub

Haftungsausschluss:

Die in den Musterverträgen „Der niedergelassene Arzt im Krankenhaus" dargestellten Muster sind als Formulierungshilfen bei der Vertragsgestaltung gedacht. Sie bilden die wesentlichen Regelungsgegenstände ab, erheben jedoch keinen Anspruch auf Vollständigkeit und ersetzen keine individuelle rechtliche Beratung. Ferner können sie als allgemein formulierte Muster nicht die konkreten Sachverhaltskonstellationen des jeweiligen Einzelfalles abbilden, sondern sind an die spezifischen Anforderungen des jeweiligen Krankenhausträgers anzupassen, wobei auch landesrechtliche bzw. kirchliche Besonderheiten zu berücksichtigen sein können. Insofern übernehmen die Deutsche Krankenhausgesellschaft und die W. Kohlhammer GmbH keine Haftung für die Anwendung der Musterverträge.

Hinweis Geschlechtsneutralität:

Soweit im Folgenden Personen in der männlichen Form genannt werden, dient dies ausschließlich der besseren Lesbarkeit; es sind stets alle Geschlechter umfasst.

Deutsche
Krankenhausgesellschaft e.V. (Hrsg.)

Der niedergelassene Arzt im Krankenhaus

3., überarbeitete Auflage

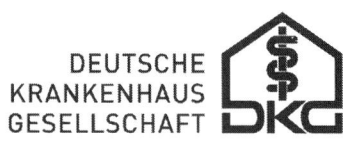 Verlag W. Kohlhammer

Dieses Werk einschließlich aller seiner Teile ist urheberrechtlich geschützt. Jede Verwendung außerhalb der engen Grenzen des Urheberrechts ist ohne Zustimmung des Verlags unzulässig und strafbar. Das gilt insbesondere für Vervielfältigungen, Übersetzungen, Mikroverfilmungen und für die Einspeicherung und Verarbeitung in elektronischen Systemen.

Die Wiedergabe von Warenbezeichnungen, Handelsnamen und sonstigen Kennzeichen in diesem Buch berechtigt nicht zu der Annahme, dass diese von jedermann frei benutzt werden dürfen. Vielmehr kann es sich auch dann um eingetragene Warenzeichen oder sonstige geschützte Kennzeichen handeln, wenn sie nicht eigens als solche gekennzeichnet sind.

Es konnten nicht alle Rechtsinhaber von Abbildungen ermittelt werden. Sollte dem Verlag gegenüber der Nachweis der Rechtsinhaberschaft geführt werden, wird das branchenübliche Honorar nachträglich gezahlt.

Dieses Werk enthält Hinweise/Links zu externen Websites Dritter, auf deren Inhalt der Verlag keinen Einfluss hat und die der Haftung der jeweiligen Seitenanbieter oder -betreiber unterliegen. Zum Zeitpunkt der Verlinkung wurden die externen Websites auf mögliche Rechtsverstöße überprüft und dabei keine Rechtsverletzung festgestellt. Ohne konkrete Hinweise auf eine solche Rechtsverletzung ist eine permanente inhaltliche Kontrolle der verlinkten Seiten nicht zumutbar. Sollten jedoch Rechtsverletzungen bekannt werden, werden die betroffenen externen Links soweit möglich unverzüglich entfernt.

3., überarbeitete Auflage 2025

Alle Rechte vorbehalten
© W. Kohlhammer GmbH, Stuttgart
Gesamtherstellung: W. Kohlhammer GmbH, Heßbrühlstr. 69, 70565 Stuttgart
produktsicherheit@kohlhammer.de

Urheber des Werkes:
Deutsche Krankenhausgesellschaft e.V.
Wegelystr. 3, 10623 Berlin
Verantwortlich: Geschäftsbereich Z – Rechtsabteilung
Tel. +49 30 39 801-0
Fax +49 30 39 801-3000
www.dkgev.de

Print:
ISBN 978-3-17-042446-3

Download-Produkt:
pdf/word: Bestellnummer: 978-3-00-580023-3

Inhalt

Vorwort VII

I Allgemeine Hinweise 1

1 Einleitung 1
2 Steuerrechtliche Hinweise 3
   2.1 Einführende steuerrechtliche Hinweise 3
   2.2 Umsatzsteuerliche Gesichtspunkte 5
   2.3 Besonderheiten bei steuerbegünstigten Krankenhäusern 22

II Vertragsmuster mit Erläuterungen 29

1 Belegarztvertrag/Kooperativer Belegarztvertrag 29
   1.1 Vorbemerkung 29
   1.2 Mustervertrag 37
   1.3 Anmerkungen 51
2 MVZ-Belegarztvertrag/Kooperativer Belegarztvertrag 59
   2.1 Vorbemerkung 59
   2.2 Mustervertrag 60
   2.3 Anmerkungen 74
3 Konsiliararztvertrag 81
   3.1 Vorbemerkung 81
   3.2 Mustervertrag 87
   3.3 Anmerkungen 96
4 Arzt in Teilzeitanstellung 101
   4.1 Vorbemerkung 101
   4.2 Checkliste 107

5	Vertrag über die (Mit-) Nutzung der Infrastruktur des Krankenhauses .. 109
	5.1 Vorbemerkung 109
	5.2 Mustervertrag 110
	5.3 Anmerkungen 119
6	**Mietvertrag** 123
	6.1 Vorbemerkung 123
	6.2 Mustervertrag 125
	6.3 Anmerkungen 134

Vorwort

Im Jahr 2008 wurde die DKG-Broschüre „Der niedergelassene Arzt im Krankenhaus" in der ersten Auflage veröffentlicht, um die Kooperationsmöglichkeiten zwischen Kliniken und niedergelassenen Ärzten zusammengefasst darzustellen.

Vor dem Hintergrund der zur Sozialversicherungspflicht von Honorarärzten in der Vergangenheit ergangenen sozialgerichtlichen Rechtsprechung und der zivilgerichtlichen Rechtsprechung zu der eingeschränkten Erbringbarkeit wahlärztlicher Leistungen durch Honorarärzte sowie der sich daraus seit dem Jahr 2008 ergebenden, nicht unerheblichen Entwicklungen für das Honorararztwesen, wurde die erste Auflage der Broschüre umfassend überarbeitet. Dabei wurde das seinerzeitige Honorararztvertragsmuster inhaltlich auf einen Vertrag zum Konsiliararztwesen zurückgeführt, um diesen Entwicklungen unter Berücksichtigung der aktuellen Rechtsprechung gerecht zu werden.

Die nun vorliegende 3. Auflage der Broschüre wurde insgesamt an die Gesetzgebung und Rechtsprechung angepasst.

Strukturell werden die in der Broschüre enthaltenen Vertragsmuster in bewährter Form dargestellt, also mit einer dem eigentlichen Vertragsmuster vorangestellten Vorbemerkung, gefolgt von umfassenden Erläuterungen zu einzelnen Regelungstatbeständen des Vertragsmusters.

Die 3. Auflage der Broschüre „Der niedergelassene Arzt im Krankenhaus" wurde vom Präsidium der Deutschen Krankenhausgesellschaft am 11.03.2025 verabschiedet.

Dr. Gerald Gaß
Vorstandsvorsitzender
der Deutschen Krankenhausgesellschaft

Hinweis:

Um eine bessere Lesbarkeit des Vertragsmusters zu erreichen, sind die angebotenen Alternativen sowie wichtige Hinweise durch graue Schattierungen hervorgehoben.

I Allgemeine Hinweise

1 Einleitung

Kooperationen zwischen Krankenhäusern und Vertragsärzten haben mittlerweile eine große Bedeutung erlangt. Aufgrund der sich im Gesundheitsbereich ständig ändernden Rahmenbedingungen ist eine medizinisch und wirtschaftlich effiziente Zusammenarbeit und Arbeitsteilung von großer Bedeutung. Spätestens die Liberalisierung des Vertragsarztrechts durch das VÄndG einerseits und der bestehende Ärztemangel andererseits unterstützen diesen Trend.

Die vorliegenden Musterverträge sollen für viele mögliche Kooperationen zwischen Vertragsärzten und Krankenhäusern praxisorientierte Formulierungshilfe geben, angefangen bei der reinen Nutzung der Infrastruktur des Krankenhauses durch den Vertragsarzt, zum Beispiel für ambulante Operationen, bis hin zur arbeitsteiligen Behandlung stationärer Patienten. Dabei wurden die bisher von der Deutschen Krankenhausgesellschaft verabschiedeten Musterverträge umfassend überarbeitet.

Insgesamt ergibt sich hiernach die Möglichkeit, der in Betracht gezogenen Kooperation die notwendige rechtliche Grundlage zu geben.

2 Steuerrechtliche Hinweise

2.1 Einführende steuerrechtliche Hinweise

Kooperationen zwischen Krankenhäusern und Vertragsärzten bedürfen stets einer sorgfältigen Beobachtung hinsichtlich möglicher steuerlicher Vorgaben und Konsequenzen.

Die zutreffende steuerliche Beurteilung ist häufig nicht leicht zu treffen, weil die für derartige Kooperationssachverhalte maßgeblichen steuergesetzlichen Bestimmungen wegen ihrer zumeist eher abstrakten Formulierung häufig nur schwierig praktisch umsetzbar sind und weil die zu diesen Vorschriften ergangenen Regelungen der Finanzverwaltung zumeist auf etwaige steuerrechtliche Besonderheiten, wie z.b. eines Belegarztvertrages, eines Kooperationsarztvertrages oder eines Infrastrukturnutzungsvertrages nicht oder nicht umfänglich eingehen. Der Rechtsanwender und sein steuerlicher Berater müssen vor diesem Hintergrund für einen konkreten Sachverhalt auf der Grundlage eher grundsätzlich formulierter gesetzlicher Vorgaben bzw. finanzamtlicher Anwendungshinweise eine sachgerechte, steuerrechtlich vertretbare Lösung finden.

Dabei kommt erschwerend der Umstand hinzu, dass sich die rechtlichen Rahmenbedingungen fortlaufend verändern. So hat der Gesetzgeber die für die umsatzsteuerliche Würdigung von Kooperationsvereinbarungen maßgeblichen Bestimmungen im deutschen Umsatzsteuergesetz (UStG) mit dem Jahressteuergesetz 2019 neu gefasst; es wurden die Voraussetzungen, unter welchen auch Privatkliniken von der Umsatzsteuer befreit sein können, gesetzlich normiert.

Im Übrigen prüft die Rechtsprechung derzeit intensiv steuerrechtliche Fragestellungen gerade im Bereich des Gesundheitswesens (sowohl bei den Krankenhäusern als auch bei selbständig tätigen Ärzten) mit der Folge, dass nicht nur strittige Fragestellungen höchstrichterlich geklärt werden, sondern auch bisher (vermeintlich) gesicherte Rechtslagen in Frage gestellt werden, u. U. sogar mit Wirkung für vergangene Veranlagungs- oder Erhebungszeiträume, sofern die maßgeblichen Steuerbescheide formal noch änderbar sein sollten.

Vor dem Hintergrund dieser für die Praxis schwierigen Rahmenbedingungen müssen auch die steuerrechtlichen Hinweise in dieser Broschüre (relativ) allgemein gehalten werden.

Die besondere Sorgfalt bei der Beurteilung einer Kooperation zwischen Krankenhaus und Vertragsarzt ist in jedem Einzelfall, insbesondere **umsatzsteuerlich,** geboten, weil häufig genug eine ggf. eintretende Umsatzsteuerpflicht beim beteiligten Krankenhaus oder beim beteiligten Vertragsarzt wegen des fehlenden Vorsteuerabzugs beim jeweiligen Kooperationspartner (als Leistungsempfänger) zu einer erheblichen finanziellen Mehrbelastung führen kann. Anderseits ist im Falle der

Umsatzsteuerbefreiung von Leistungen an den Kooperationspartner ein (eigener) Vorsteuerabzug, insbesondere aus Investitionen aber auch aus Sachkosten, nicht möglich.

Die umsatzsteuerlichen Aspekte bei Kooperationen zwischen Krankenhäusern und niedergelassenen Ärzten werden deshalb nachfolgend – unter 2.2 – schwerpunktmäßig angesprochen.

Neben der notwendigen umsatzsteuerlichen Optimierung eines konkreten Kooperationsmodells zwischen Krankenhaus und Vertragsarzt sind bei öffentlich-rechtlichen und frei-gemeinnützigen Krankenhäusern **gemeinnützigkeitsrechtliche** sowie – damit verbundene – **körperschaftsteuerliche** und **gewerbesteuerliche** Gesichtspunkte zu bedenken. Hierauf wird unter 2.3 eingegangen.

Schließlich können bei Kooperationsvorhaben zwischen Krankenhäusern und niedergelassenen Ärzten noch weitere, im Rahmen dieser Darstellung nicht erörterte Steuerarten Bedeutung erlangen, wie beispielsweise

- die **Grundsteuer**, z.B. wenn der Vertragsarzt (in von ihm gemieteten Räumen) im Krankenhaus tätig wird – diese Räume werden dann nicht „für die Zwecke eines Krankenhauses benutzt", was aber für die Anwendung der Grundsteuerbefreiung gemäß § 4 Nr. 6 Grundsteuergesetz (GrStG) erforderlich wäre[1] –,

- die **Grunderwerbsteuer** – allerdings wohl auch nur ausnahmsweise –, sollte beispielsweise im Rahmen einer Kooperation ein entgeltliches Erbbaurecht bestellt werden.[2]

Die nachfolgenden Überlegungen erheben im Übrigen ganz generell keinen Anspruch auf Vollständigkeit.

Die Einbindung eines versierten steuerlichen Beraters in konkrete Kooperationsvorhaben erscheint angesichts der Komplexität der Thematik im Einzelfalle unverzichtbar.

Abgestellt wird auf den Rechtsstand zum 1. Februar 2025.

---

[1] Die Vorschrift des § 4 Nr. 6 GrStG betrifft nach ihrem Wortlaut zwar alle Krankenhäuser; sie hat allerdings materiell nur Bedeutung für private Krankenhäuser – vgl. R 23 Abs. 1 S. 2 Grundsteuer-Richtlinien 1978 (GrStR); für öffentlich-rechtliche und frei-gemeinnützige Krankenhäuser ergibt sich die Grundsteuerbefreiung aus § 3 Abs. 1 Nr. 3 GrStG – aber dann ist eine „Benutzung für gemeinnützige oder mildtätige Zwecke" erforderlich, was bei Vermietung oder Verpachtung von Räumen an einen Vertragsarzt nicht gegeben ist, vgl. R 12 Abs. 6 Nr. 5 GrStR 1978.

[2] Der Abschluss eines Miet- oder Pachtvertrages (z.B. im Rahmen eines Infrastrukturnutzungsvertrages) löst keine derartigen grunderwerbsteuerlichen Konsequenzen aus, weil kein „Erwerbsvorgang" im Sinne des § 1 Grunderwerbsteuergesetz (GrEStG) vorliegt.

2. Steuerrechtliche Hinweise

2.2 Umsatzsteuerliche Gesichtspunkte

2.2.1 Umsatzsteuerbefreiungen nach deutschem Recht und nach EU-Recht für Krankenhausbehandlungen und ärztliche Heilbehandlungen sowie damit eng verbundene Umsätze bzw. für Heilbehandlungen im Bereich der Humanmedizin

a. Nationales deutsches Recht

Umsatzsteuerlich unterliegen die Leistungen beider möglicher Kooperationspartner im Bereich der Humanmedizin bzw. im Rahmen von Krankenhausbehandlungen regelmäßig **nicht** der Besteuerung, weil bei ihnen hierfür jeweils eine – zwingende[3] – Umsatzsteuerbefreiung vorgesehen ist.

Das nationale deutsche Recht sieht (zwingende) Umsatzsteuerbefreiungen für die hier relevanten potenziellen Kooperationspartner vor allem[4] vor

- gemäß § 4 Nr. 14 Buchst. a UStG für die Heilbehandlungen im Bereich der Humanmedizin, die im Rahmen der Ausübung der Tätigkeit als Arzt, Zahnarzt, Heilpraktiker, Physiotherapeut, Hebamme oder aus einer ähnlichen heilberuflichen Tätigkeit durchgeführt werden[5],

---

[3] Sind die Voraussetzungen der nachfolgend angesprochenen Befreiungsvorschriften erfüllt, tritt die Steuerbefreiung **zwingend** ein; ein Verzicht („Option zur Umsatzsteuerpflicht") ist für diese Befreiungen – anders als z.b. bei bestimmten Umsätzen aus Vermietung und Verpachtung – nicht vorgesehen, vgl. § 9 Abs. 1 UStG. Gesundheitspolitisch wird im Hinblick auf die Umsatzsteuerpflicht oder -befreiung immer wieder ein Wahlrecht insbesondere für Krankenhäuser zum ermäßigten Steuersatz von derzeit 7% bei „vollem" Vorsteuerabzug gefordert; dies ist nicht nur nach deutschem Recht ausgeschlossen, sondern auch EU-rechtlich grundsätzlich unzulässig. Denn die Mehrwertsteuersystem-Richtlinie (MwStSystRL) sieht weder eine eigene Optionsmöglichkeit vor noch ein Recht für nationale Gesetzgeber zur Einführung einer nationalen Optionsregelung.

[4] Eine weitere, bei Kooperationsvorhaben häufig wichtige Umsatzsteuerbefreiung enthält § 4 Nr. 12 Buchst. a UStG für die Vermietung und die Verpachtung von Grundstücken; hierauf wird unter 2.2.3 näher eingegangen.

[5] Besonderheiten sind zu beachten bei **Zahnärzten** bezüglich der Lieferung oder Wiederherstellung bestimmter Zahnprothesen und kieferorthopädischer Apparate, soweit sie von diesem Zahnarzt in seinem Unternehmen hergestellt oder wiederhergestellt worden sind. Diese sind gemäß § 4 Nr. 14 Buchst. a Satz 2 UStG nicht umsatzsteuerbefreit; allerdings unterliegen sie gemäß § 12 Abs. 2 Nr. 6 UStG (nur) dem ermäßigten Steuersatz von derzeit 7%, verbunden mit einem entsprechenden Vorsteuerabzug für den Zahnarzt, wobei dessen sachgerechte Ermittlung allerdings häufig schwierig ist, weil der Zahnarzt sowohl umsatzsteuerbefreite als auch umsatzsteuerpflichtige Leistungen erbringt (vgl. hierzu § 15 Abs. 4 UStG und die dazu ergangenen Regelungen im Umsatzsteuer-Anwendungserlass des Bundesfinanzministeriums – UStAE –, dessen Wortlaut mit den Landesfinanzbehörden abgestimmt ist).

5

Der niedergelassene Arzt im Krankenhaus – Allgemeine Hinweise

- gemäß § 4 Nr. 14 Buchst. b Satz 2 Doppelbuchst. bb UStG für ärztliche Heilbehandlungen sowie damit eng verbundene Umsätze von Zentren für ärztliche Heilbehandlung und Diagnostik oder Befunderhebung, die an der vertragsärztlichen Versorgung nach § 95 des 5. Sozialgesetzbuches (SGB V) teilnehmen oder für die Regelungen nach § 115 SGB V gelten.

In Zentren für ärztliche Heilbehandlung und Diagnostik werden durch ärztliche Leistungen Krankheiten, Leiden und Körperschäden festgestellt, geheilt oder gelindert. Im Gegensatz zu Krankenhäusern wird den untersuchten und behandelten Personen regelmäßig weder Unterkunft noch Verpflegung gewährt.[6]

Medizinische Versorgungszentren sind rechtsformunabhängige ärztlich geleitete Einrichtungen, in denen Ärzte, die in das sog. Arztregister nach § 95 Abs. 2 Satz 3 SGB V eingetragen sind, als Angestellte oder Vertragsärzte tätig sind (§ 95 Abs. 1 SGB V).[7]

§ 115 SGB V regelt „dreiseitige Verträge und Rahmenempfehlungen zwischen Krankenkassen, Krankenhäusern und Vertragsärzten", die das Ziel haben, durch enge Zusammenarbeit zwischen Vertragsärzten und zugelassenen Krankenhäusern eine nahtlose ambulante und stationäre Behandlung der Versicherten zu gewährleisten. Von dieser Befreiung erfasst sind insbesondere Einrichtungen, in denen Patienten durch Zusammenarbeit mehrerer Vertragsärzte ambulant oder stationär versorgt werden, z.B. Praxiskliniken, ferner Hochschulambulanzen nach § 117 SGB V, Psychiatrische Institutsambulanzen nach § 118 SGB V und Sozialpädiatrische Zentren nach § 119 SGB V.[8]

- gemäß § 4 Nr. 14 Buchst. b Doppelbuchst. aa Satz 1 UStG für die Krankenhausbehandlungen einschließlich der Diagnostik, Befunderhebung, Vorsorge, Rehabilitation, Geburtshilfe und Hospizleistungen sowie damit eng verbundenen Umsätze, die von Einrichtungen[9] des **öffentlichen** Rechts erbracht werden.

Materiell betroffen dürften insbesondere **Krankenhäuser** in öffentlich-rechtlicher Trägerschaft sein; formal erfasst werden aber alle in den Doppelbuchstaben bb bis ii des § 4 Nr. 14 Buchst. b UStG genannten Leistungsbringer, soweit sie in öffentlich-rechtlicher Trägerschaft stehen, also z.B. im kommunalen Bereich als

---

[6] Vgl. im Einzelnen Abschn. 4.14.5 Abs. 5 bis 7 UStAE.

[7] Vgl. Abschn. 4.14.5 Abs. 10 UStAE (dort wird allerdings noch auf eine frühere Fassung des § 95 SGB V abgestellt).

[8] Vgl. im Einzelnen Abschn. 4.14.5 Abs. 11 – 13 UStAE.

[9] Der Begriff „**Einrichtung**" umfasst natürliche **und** juristische Personen sowie Personenvereinigungen; er ist nicht mit dem Begriff „**Unternehmer**" gleichzusetzen. Ein „Unternehmer" kann die Steuerbefreiung des § 4 Nr. 14 Buchst. b UStG deshalb nur für unmittelbar durch den Betrieb der in der Vorschrift bezeichneten „Einrichtung" selbst bewirkten Umsätze beanspruchen; vgl. Hölzer in: Rau/Dürrwächter, UStG Kommentar, Stand: Januar 2015, § 4 Nr. 14 Anm. 535.

2. Steuerrechtliche Hinweise

Eigenbetrieb oder Regiebetrieb geführt werden oder im kirchlichen Bereich in unmittelbarer Trägerschaft, z.B. einer Kirchengemeinde, stehen. Sog. Eigengesellschaften (in der Rechtsform der GmbH oder gGmbH) fallen aber nicht unter diese Befreiungsvorschrift[10],

- gemäß § 4 Nr. 14 Buchst. b Doppelbuchst. aa Satz 2 UStG für Krankenhäuser in privatrechtlicher Trägerschaft. Hierbei werden Krankenhausbehandlungen, ärztliche Heilbehandlungen einschließlich der Diagnostik, Befunderhebung, Vorsorge, Rehabilitation, Geburtshilfe und Hospizleistungen sowie damit sog. eng verbundene Umsätze befreit, die z.B. von Krankenhäusern, die nach § 108 SGB V zugelassen sind, bzw. anderen Krankenhäusern, die ihre Leistungen in sozialer Hinsicht unter vergleichbaren Bedingungen erbringen wie Krankenhäuser in öffentlich-rechtlicher Trägerschaft oder mit Zulassung nach § 108 SGB V oder von Medizinischen Versorgungszentren nach § 95 SGB V,

- gemäß § 4 Nr. 29 UStG (bis 31.12.2019: § 4 Nr. 14 Buchst. d UStG) „sonstige Leistungen von selbständigen, im Inland ansässigen Zusammenschlüssen von Personen, deren Mitglieder eine dem Gemeinwohl dienende nicht unternehmerische Tätigkeit oder eine dem Gemeinwohl dienende Tätigkeit ausüben, die nach den Nr. 11b, 14 bis 18, 20 bis 25, oder 27 UStG von der Steuer befreit ist, gegenüber ihren im Inland ansässigen Mitgliedern, soweit diese Leistungen für unmittelbare Zwecke der Ausübung dieser Tätigkeiten verwendet werden und der Zusammenschluss von seinen Mitgliedern lediglich die genaue Erstattung des jeweiligen Anteils an den gemeinsamen Kosten fordert, vorausgesetzt, dass diese Befreiung nicht zu einer Wettbewerbsverzerrung führt."

Als Gemeinschaften in diesem Sinne gelten nur solche Einrichtungen, die als Unternehmer im Sinne des § 2 UStG anzusehen sind.[11] In der Praxis handelt es sich bei diesen Praxis- und Apparategemeinschaften im Wesentlichen um Zusammenschlüsse der gesetzlich normierten Leistungserbringer zu dem Zweck, medizinische Einrichtungen und Geräte den jeweiligen Mitgliedern zur Verfügung zu stellen. Diese Gemeinschaften führen mit eigenem Personal diverse medizinisch-technische Leistungen sowie Laboruntersuchungen und Röntgenaufnahmen unmittelbar für ihre Mitglieder aus. Leistungen an Nicht-Mitglieder sind in der Regel umsatzsteuerpflichtig.[12]

Die Vorschrift stellt ausdrücklich klar, dass diese Steuerbefreiung nur zur Anwendung kommt, wenn die Gemeinschaft Leistungen an ihre Mitglieder unmittelbar erbringt und von diesen lediglich die genaue Erstattung des jeweiligen Anteils an

---

[10] Vgl. Abschn. 2.11 Abs. 20 und Abschn. 4.14.7 Abs. 5 Satz 3 UStAE sowie Klaßmann, Aktuelle Besteuerungsfragen für Krankenhäuser und Krankenhausträger – Leitfaden für das Krankenhausmanagement, 6. Aufl. 2015, S. 254 und S. 310.
[11] Abschn. 4.14.8 Abs. 1 Satz 2 UStAE.
[12] Abschn. 4.14.8 Abs. 2 UStAE.

den gemeinsamen Kosten fordert. Der BFH legt das Tatbestandsmerkmal der Unmittelbarkeit in seinem Beschluss vom 4. September 2024[13] dahingehend aus, dass auch Reinigungsleistungen unmittelbar für Zwecke der steuerfreien Heilbehandlungsleistungen der Ärzte erbracht worden seien. Hiermit stellt sich der BFH gegen die Auffassung der Finanzverwaltung.[14]

- gemäß § 4 Nr. 14 Buchst. e UStG für die zur Verhütung von nosokomialen Infektionen und zur Vermeidung der Weiterverbreitung von Krankheitserregern, insbesondere solcher mit Resistenzen, erbrachten Leistungen eines Arztes oder einer Hygienefachkraft, an in den Buchstaben a und b (des § 4 UStG) genannte Einrichtungen, die diesen dazu dienen, ihre Heilbehandlungsleistungen ordnungsgemäß unter Beachtung der nach dem Infektionsschutzgesetz und den Rechtsverordnungen der Länder nach § 23 Absatz 8 InfSG bestehenden Verpflichtungen zu erbringen.[15]

Die vorgenannten Vorschriften knüpfen die Umsatzsteuerbefreiungen der heilkundlichen Leistungen an unterschiedliche Voraussetzungen, die durch das EU-Recht, konkret durch Art. 132 Abs. 1 Buchst. b und c der Mehrwertsteuersystem-Richtlinie (MwStSystRL)[16], vorgegeben sind. Auf diese EU-rechtlichen Bestimmungen wird nachfolgend unter 2.2.1.b. noch näher einzugehen sein.

Durch die (EU-rechtlich vorgegebene) Formulierung der deutschen Rechtsbestimmungen ist der Umfang der Steuerbefreiung bei Leistungen im Bereich der Humanmedizin durch Ärzte tendenziell geringer als der Umfang der Steuerbefreiung bei Krankenhäusern und medizinischen Versorgungszentren. Denn § 4 Nr. 14 Buchst. a UStG enthält – anders als § 4 Nr. 14 Buchst. b UStG – nicht den Begriff des „damit eng verbundenen Umsatzes". Ein solcher „eng verbundener Umsatz" ist deshalb bei Ärzten definitorisch ausgeschlossen.

Dies hat z.B. zur Folge, dass einerseits bei Krankenhäusern und Medizinischen Versorgungszentren eine (zwingende) Umsatzsteuerbefreiung vorliegt bei der Überlassung von Einrichtungen (z.B. eines Operationssaales, einer Röntgenanlage oder eines medizinisch-technischen Großgerätes) und der damit verbundenen Gestellung

---

[13] XI R 37/21, NWB VAAAJ-82740.

[14] BMF-Schreiben vom 19.07.2022 – III C 3 – S 7189/20/10001: 001, BStBl 2022 I S 1208, Tz. 1.4.

[15] § 4 Nr. 14 Buchst. e UStG ist zum 01.07.2013 eingefügt worden durch das sog. Amtshilferichtlinie-Umsetzungsgesetz vom 26.06.2013, BGBl 2013 I S. 1809. Diese Vorschrift ist in ihrer Formulierung einigermaßen abstrakt geraten, weil sie von Querverweisen auf andere Vorschriften des § 4 UStG geprägt ist; deshalb ist für den Rechtsanwender besondere Sorgfalt bei der Anwendung geboten. Für die Zeit davor vgl. BFH vom 18.08.2011, Az.: V R 27/10, BFH/NV 2011, S. 2214.

[16] Zum Wortlaut von Art. 132 Abs. 1 Buchst. b und Buchst. c MwStSystRL vgl. die Erläuterungen unter 2.2.1.b.

2. Steuerrechtliche Hinweise

von medizinischem Hilfspersonal an andere Einrichtungen dieser Art (also an Einrichtungen, die in § 4 Nr. 14 Buchst. b UStG genannt sind, insbesondere an Krankenhäuser anderer Träger, an Medizinische Versorgungszentren, an Rehabilitationseinrichtungen, an Geburtshäuser und an Hospize), an angestellte Ärzte für deren selbständige Tätigkeit und an niedergelassene Ärzte zur Mitnutzung[17], und dass andererseits bei selbständigen Ärzten eine Umsatzsteuerpflicht besteht für die entgeltliche Nutzungsüberlassung von medizinischen Großgeräten[18] an andere niedergelassene Ärzte[19] oder an Krankenhäuser.

Im Zusammenhang mit der heilkundlichen Leistungserbringung selbständig tätiger Ärzte ist nunmehr durch den EuGH sowie den BFH die Frage endgültig geklärt, ob über die (nunmehr gesetzlich geregelte) Infektionshygiene hinaus auch andere (selbständig, also nicht in einer Arbeitnehmerstellung erbrachte) ärztliche Tätigkeiten im Krankenhaus nach § 4 Nr. 14 Buchst. a UStG umsatzsteuerfrei sind oder nicht.

Der Bundesfinanzhof hatte in seiner Entscheidung vom 18. August 2011[20] ausdrücklich darauf hingewiesen, dass es der Steuerfreiheit dieser Leistungen nicht entgegenstehe, dass der leistende Arzt seine Leistungen (u.a.) gegenüber Krankenhäusern, also nicht "unmittelbar gegenüber Patienten" erbrachte.

Ein Arzt, z.B. ein Laborarzt oder ein Radiologe, kann hiernach durchaus auch gegenüber anderen Ärzten oder Krankenhäusern umsatzsteuerfreie Heilbehandlungsleistungen erbringen. Der Steuerfreiheit steht auch **nicht** entgegen, dass der Arzt ggf. (nur) beratend tätig ist.

Der Bundesfinanzhof hat diese Rechtsauffassung zwischenzeitlich im Hinblick auf infektionshygienische Leistungen eines selbständig tätigen Fachkrankenpflegers für Krankenhaushygiene an Krankenhäuser, Altenheime und Pflegeheime bestätigt, sofern diese Einrichtungen mit den bezogenen Leistungen bei der Ausübung einer Heilbehandlungstätigkeit infektionshygienische Anforderungen erfüllen müssen.[21]

Die bereits oben erwähnte EuGH- und BFH-Rechtsprechung hat das Verhältnis der beiden Umsatzsteuerbefreiungsvorschriften des § 4 Nr. 14 Buchst. a UStG zu § 4

---

[17] Abschn. 4.14.6 Abs. 2 Nr. 4 UStAE.

[18] Abschn. 4.14.1 Abs. 5 Nr. 5 UStAE.

[19] Vgl. z.B. FG Brandenburg vom 29.06.2006, Az.: 1 K 1377/04, EFG 2006, S. 1.544 – rkr. –: „Die Vermietung eines Computertomografen durch einen Arzt an einen anderen Arzt für dessen ärztliche Tätigkeit ist auch unter Berücksichtigung der 6. EG-Richtlinie nicht nach § 4 Nr. 14 UStG steuerfrei. Dass die Überlassung dieses Geräts durch ein Krankenhaus an angestellte Ärzte für deren selbständige Tätigkeit grundsätzlich nach § 4 Nr. 16 UStG steuerfrei sein kann, begründet auch unter Berücksichtigung des verfassungsrechtlichen Gleichheitssatzes mangels vergleichbarer Sachverhalte keinen Anspruch auf die Steuerbefreiung."

[20] Az.: V R 27/10, BFH/NV 2011, S. 2214.

[21] BFH vom 05.11.2014, Az.: XI R 11/13, BFH/NV 2015, S. 297.

Nr. 14 Buchst. b UStG zueinander geklärt. Der EuGH hat mit Urteil vom 18.09.2019 sowie der BFH mit Urteil vom 18.12.2019[22] entschieden, dass Artikel 132 Absatz 1 Buchst. b und c MwStSystRL dahin auszulegen sind, dass Heilbehandlungsleistungen, die von einem Facharzt für klinische Chemie und Laboratoriumsdiagnostik erbracht werden, unter die in Artikel 132 Absatz 1 Buchst. c MwStSystRL (entspricht im nationalen Recht § 4 Nr. 14 Buchst. a UStG) vorgesehene Befreiung von der MwSt fallen können, wenn nicht alle Tatbestandsvoraussetzungen der Befreiung nach Artikel 132 Absatz 1 Buchst. b MwStSystRL (entspricht im nationalen Recht § 4 Nr. 14 Buchst. b UStG) erfüllt sind. Zudem weist der EuGH wie auch der BFH ausdrücklich darauf hin, dass die vorgesehene Befreiung von der Mehrwertsteuer nach Artikel 132 Absatz 1 Buchst. c MwStSystRL (§ 4 Nr. 14 Buchst. a UStG) nicht von der Voraussetzung abhängt, dass die betreffende Heilbehandlungsleistung im Rahmen eines Vertrauensverhältnisses zwischen dem Patienten und dem Behandelnden erbracht wird.

Da sich somit die beiden Befreiungsvorschriften des Artikels 132 Absatz 1 Buchstaben b und c MwStSystRL (§ 4 Nr. 14 Buchst. a und b UStG) nicht gegenseitig ausschließen, können ärztliche Heilbehandlungen, die zwar im Rahmen von Krankenhausdienstleistungen erbracht werden, auch dann begünstigt sein, wenn nicht sämtliche Voraussetzungen der v. g. Befreiungsvorschrift des Artikel 132 Absatz 1 Buchst. b der MwStSystRL erfüllt sind.

Bei entsprechend richtlinienkonformer Auslegung der nationalen Regelungen bleibt § 4 Nr. 14 Buchst. a damit auch bei einer Eröffnung des Anwendungsbereichs von § 4 Nr. 14 Buchst. b UStG anwendbar. Entscheidend für die Anwendung der zuvor dargestellten Umsatzsteuerbefreiung ist, dass bei der fraglichen Tätigkeit ein medizinisch-therapeutisches Ziel im Vordergrund steht.

Im Übrigen haben die Finanzbehörden im Umsatzsteuer-Anwendungserlass die Heilbehandlungsleistungen eines selbständigen Arztes, die in einem Krankenhaus z.B. als Belegarzt erbracht werden, sowie die selbständigen ärztlichen Leistungen eines im Krankenhaus angestellten Arztes, z.B. in der eigenen Praxis im Krankenhaus, (uneingeschränkt und zutreffend) als nach § 4 Nr. 14 Buchst. a UStG umsatzsteuerfrei beurteilt.[23]

b. EU-Recht (Gemeinschaftsrecht)

Nach den Regelungen des EU-Rechtes, konkret nach den Vorgaben des Art. 132 Abs. 1 Buchst. b und c der „Richtlinie 2006/112/EG des Rates über das gemeinsame

---

[22] C-700/17 „Peters", NWB YAAAH-30619 sowie XI R 23/19 (XI R 23/15), NWB YAAAH-44211; siehe hierzu auch Abschn. 4.14.5 Absatz 9 UStAE.

[23] Abschn. 4.14.2 Abs. 2 Satz 2 UStAE.

2. Steuerrechtliche Hinweise

Mehrwertsteuersystem vom 28.11.2006 (sog. „Mehrwertsteuersystem-Richtlinie" – MwStSystRL), befreien die EU-Mitgliedstaaten von der Umsatzsteuer

- Krankenhausbehandlungen und ärztliche Heilbehandlungen sowie damit eng verbundene Umsätze, die von Einrichtungen des öffentlichen Rechts oder unter Bedingungen, welche mit den Bedingungen für diese Einrichtungen in sozialer Hinsicht vergleichbar sind, von Krankenanstalten, Zentren für ärztliche Heilbehandlung und Diagnostik und anderen ordnungsgemäß anerkannten Einrichtungen gleicher Art durchgeführt bzw. bewirkt werden,

- Heilbehandlungen im Bereich der Humanmedizin, die im Rahmen der Ausübung der von dem betreffenden Mitgliedstaat definierten ärztlichen und arztähnlichen Berufe durchgeführt werden.

Die Voraussetzungen des EU-Rechts für die Gewährung der Steuerbefreiungen für Leistungen im Gesundheitswesen sind, wie die vorstehend zitierten Regelungen der MwStSystRL deutlich machen, jedenfalls zum Teil andere als diejenigen des nationalen deutschen Rechts.

Der EuGH hat insoweit den EU-Richtlinien schon frühzeitig unter bestimmten Voraussetzungen **unmittelbare** Wirkung zuerkannt.[24] Der BFH folgt dieser Rechtsauffassung uneingeschränkt.

Sämtliche Leistungen eines Krankenhauses sind vor dem Hintergrund dieser Rechtsprechung umsatzsteuerlich **sowohl** nach den Regeln der Mehrwertsteuersystem-Richtlinie **als auch** nach den nationalen (deutschen) Regeln des UStG zu prüfen. Weichen die Regelungsinhalte voneinander ab, **gehen die EU-rechtlichen Regeln im Zweifel vor.** Sind sie günstiger als die nationalen (deutschen) Regeln, kann sich jeder Betroffene unmittelbar auf sie berufen[25], immer vorausgesetzt, dass er nachweislich die gesetzlichen Voraussetzungen der (für ihn materiell günstigeren) Regelung der MwStSystRL insgesamt erfüllt. Dies hat der BFH in seinen Urteilen vom 23. Oktober 2014[26] und vom 18. März 2015[27] deutlich gemacht.

---

[24] Vgl. Heidner, Richtlinienkonforme Auslegung von Befreiungsvorschriften im Umsatzsteuerrecht – Dargestellt anhand einiger ausgewählter Fälle aus der Rechtsprechung des EuGH –, Umsatzsteuer-Rundschau 2006, S. 74; vgl. auch Hüttemann/Schauhoff, Umsatzsteuerbefreiung für soziale Dienstleistungen – was erlaubt das europäische Mehrwertsteuerrecht?, MwStR 2013, S. 426 – unter 1.1 –.

[25] Vgl. Heidner, a.a.O.

[26] Az.: V R 20/14, BFH/NV 2015, S. 631: „Betreibt der Unternehmer eine private Krankenanstalt, kann er sich für die Steuerfreiheit auf Art. 132 Abs. 1 Buchst. b MwStSystRL gegenüber der aufgrund eines Bedarfsvorbehalts unionsrechtswidrigen Regelung in § 4 Nr. 14 Buchst. b S. 2 Doppelbuchst. aa UStG i.V.m. §§ 108, 109 SGB V berufen."

[27] Az.: XI R 38/13, NWB DokID: UAAAE-92539.

Leistungen sind von der Steuerbefreiung nach EU-Recht im Übrigen **ausgeschlossen**, wenn sie zur Ausübung der Tätigkeiten, für die Steuerbefreiung gewährt wird, **nicht unerlässlich** sind, bzw. wenn sie **im Wesentlichen dazu bestimmt** sind, der leistenden Einrichtung zusätzliche Einnahmen durch Tätigkeiten zu verschaffen, die in unmittelbarem Wettbewerb mit Tätigkeiten von der Mehrwertsteuer unterliegenden gewerblichen Unternehmen durchgeführt werden.[28]

Im Rahmen dieser Darstellung wird auf der Basis des derzeitigen (nationalen und europäischen) Rechts die zur umsatzsteuerlichen Behandlung von Kooperationen zwischen Krankenhäusern und Vertragsärzten vorherrschende Rechtsauffassung wiedergegeben.

2.2.2 Umsatzsteuerliche Behandlung von Leistungen der Vertragsärzte bei Kooperationen mit Krankenhäusern

§ 4 Nr. 14 Buchst. **a** UStG ist auf Leistungen im Bereich der Humanmedizin durch die dort genannten Leistungserbringer anzuwenden. Von der Umsatzsteuer befreit sind konsequenterweise bei Vertragsärzten alle heilkundlichen Leistungen, also alle Maßnahmen, die zum Zwecke der Vorbeugung, Diagnose, Behandlung und, soweit möglich, der Heilung von Krankheiten oder Gesundheitsstörungen beim Menschen vorgenommen werden.[29]

Die Befreiung ist dabei auf solche (ärztlichen) Leistungen beschränkt, die dem Schutz der Gesundheit des Betroffenen dienen.[30] Hierfür **muss ein therapeutisches Ziel im Vordergrund** stehen[31], was z.B. nicht der Fall ist

- bei Lieferungen von Hilfsmitteln, z.B. von Kontaktlinsen oder Schuheinlagen[32],

- bei der **entgeltlichen Nutzungsüberlassung von medizinischen Großgeräten**, beispielsweise im Rahmen einer Kooperationsvereinbarung, an ein

---

[28] Art. 134 MwStSystRL.
[29] Abschn. 4.14.1 Abs. 4 Satz 1 UStAE.
[30] Vgl. Abschn. 4.14.1 Abs. 4 Satz 2 UStAE und die dort zitierte Rechtsprechung des EuGH.
[31] Abschn. 4.14.1 Abs. 4 Satz 4 UStAE.
[32] Abschn. 4.14.1 Abs. 5 Nr. 4 UStAE.

2. Steuerrechtliche Hinweise

Krankenhaus.[33] Diese Rechtsauffassung der Finanzbehörden dürfte sowohl vom deutschen Gesetzestext als auch – EU-rechtlich – von der MwStSystRL gedeckt sein.[34]
Werden derartige umsatzsteuerpflichtige Leistungen durch einen Vertragsarzt getätigt, steht ihm aus den hierfür getätigten Investitionen sowie aus den hiermit zusammenhängenden laufenden Aufwendungen ein (ggf. anteiliger) Vorsteuerabzug zu.[35]

Soweit im Rahmen einer Kooperation mit einem Krankenhaus seitens des Vertragsarztes **nur** heilkundliche Leistungen im Sinne des EU-Rechts bzw. des deutschen Umsatzsteuerrechts erbracht werden, ergeben sich **grundsätzlich keine** Umsatzsteuerpflichten.

Konsequenterweise wird das kooperierende Krankenhaus im Falle umsatzsteuerfreier Leistungen der kooperierenden Vertragsärzte im Bereich der Humanmedizin **nicht** mit nicht-abzugsfähigen Vorsteuern (in Höhe vom Vertragsarzt zu berechnender Umsatzsteuern) wirtschaftlich belastet.

Hinzuweisen ist bezüglich der Überlassung von Operationsräumen an einen Operateur durch einen an den Operationen mitwirkenden Anästhesisten auf eine Entscheidung des Bundesfinanzhofes vom 18. März 2015.[36] Derartige Leistungen (an den Operateur) sind grundsätzlich **nicht** nach § 4 Nr. 14 (Buchst. a) UStG umsatzsteuerfrei; allerdings kann insoweit aber eine einheitliche steuerfreie Heilbehandlungsleistung des Anästhesisten gegenüber den Patienten vorliegen.

Medizinische Versorgungszentren im Sinne des § 95 SGB V erbringen, gleichgültig, ob sie gemeinnützig sind oder nicht[37], rechtsformunabhängig umsatzsteuerfreie Leistungen (im Sinne des § 4 Nr. 14 Buchst. b Satz 2 Doppelbuchst. bb UStG. Den an einem Medizinischen Versorgungszentrum selbständig tätigen Ärzten wird die

---

[33] Abschn. 4.14.1 Abs. 5 Nr. 5 UStAE.

[34] Vgl. z.B. FG Brandenburg vom 29.06.2006, Az.: 1 K 1377/04, EFG 2006, S. 1.544 – rkr. –: „Die Vermietung eines Computertomografen durch einen Arzt an einen anderen Arzt für dessen ärztliche Tätigkeit ist auch unter Berücksichtigung der 6. EG-Richtlinie nicht nach § 4 Nr. 14 UStG steuerfrei. Dass die Überlassung dieses Geräts auch im Krankenhaus an angestellte Ärzte für deren selbständige Tätigkeit grundsätzlich nach § 4 Nr. 16 UStG steuerfrei sein kann, begründet auch unter Berücksichtigung des verfassungsrechtlichen Gleichheitssatzes mangels vergleichbarer Sachverhalte keinen Anspruch auf die Steuerbefreiung."

[35] §§ 15, 15a UStG.

[36] Az.: XI R 15/11, MwStR 2015, S. 640; vgl. hierzu Klaßmann, Erste Einordnung, MwStR 2015, S. 644.

[37] Die OFD Frankfurt berichtet in ihrer Verfügung vom 26.09.2006, Az.: S 0184 A – 11 – St 53, Der Betrieb 2006, S. 2261, über eine Entscheidung der obersten Finanzbehörden des Bundes und der Länder, wonach ein MVZ bei Vorliegen der übrigen Voraussetzungen für die Gemeinnützigkeit Zweckbetrieb nach § 66 AO (Einrichtung der Wohlfahrtspflege) sein kann, wenn mindestens zwei Drittel der Leistungen sog. hilfsbedürftigen Personen (im Sinne des § 53 AO) zugutekommen. Ob diese Rechtsauffassung auf Dauer Bestand haben wird, bleibt abzuwarten.

Der niedergelassene Arzt im Krankenhaus – Allgemeine Hinweise

Umsatzsteuerbefreiung des § 4 Nr. 14 Buchst. a UStG für die Leistungen gewährt, die sie gegenüber dem Medizinischen Versorgungszentrum erbringen.[38]

2.2.3 Umsatzsteuerliche Behandlung von Leistungen der Krankenhäuser bei Kooperationen mit Vertragsärzten

Grundsätzlich gelten die vorstehend für Vertragsärzte angesprochenen Regeln zur Beschränkung der Umsatzsteuerbefreiung auf heilkundliche Leistungen mit vorrangig therapeutischer Zielsetzung **auch für die Krankenhäuser**.[39]

Unbeschadet dessen gelten – gerade auch im Bereich von Kooperationen mit Vertragsärzten – im Detail abweichende Regeln, welche die Rechtsanwendung in der Praxis durchaus schwierig machen.

So ist die **Überlassung von Einrichtungen**, z.B. eines Operationssaales, einer Röntgenanlage oder eines medizinisch-technischen Großgerätes, und die damit verbundene Gestellung von medizinischem Hilfspersonal an angestellte Ärzte für deren selbständige Tätigkeit und **an niedergelassene Ärzte** zur Mitbenutzung (zwingend) umsatzsteuerbefreit.[40]

Konkret betrifft dies beispielsweise die entgeltliche Überlassung eines OP-Saales an einen niedergelassenen Arzt für ambulante Operationen ggf. mit kurzzeitiger operativer Nachsorge im überwachten Bett[41] oder die Überlassung eines Computer-Tomografen an angestellte Ärzte für deren selbständige Tätigkeit, an Krankenhäuser und an niedergelassene Ärzte zur Mitbenutzung.

Als Großgeräte im Sinne dieser Regelung gelten[42]: Linksherzkatheter-Messplätze (LHM), Computer-Tomografie-Geräte (CT), Kernspintomografie-Geräte (MR), Positronen-Emissions-Computer-Tomografen (PET), Linearbeschleuniger (LIN), Telecobalt-Geräte (Co-60), Geräte zur extrakorporalen Stoßwellen-Lithotripsie (ESWL) wie Nierenlithotripter (NIL) und Gallenlithotripter (GAL), diagnostische Bio-Magnetismus-Anlagen (BMA).

Derartige Leistungen eines Krankenhauses im Rahmen einer Kooperation mit einem Vertragsarzt lösen also **keine** Umsatzsteuerbelastungen aus, die beim Vertragsarzt als nicht-abzugsfähige Vorsteuer Kostencharakter hätten. Andererseits kann das kooperierende Krankenhaus aus der Investition und dem laufenden Betrieb derartiger

---

[38] Abschn. 4.14.5 Abs. 10 UStAE.

[39] Vgl. Abschn. 4.14.1 Abs. 4 Satz 3 UStAE – dort werden die Krankenhäuser und Kliniken ausdrücklich mit aufgeführt.

[40] Abschn. 4.14.6 Abs. 2 Nr. 5 UStAE.

[41] BMF-Schreiben an die DKG vom 11.12.2006, Az.: IV C 4 – S 0186 – 2/06.

[42] Vgl. die Verfügungen der OFD Frankfurt vom 07.01.2015, Az.: S 7170 A – 92 – St 16, und vom 09.02.2014, Az.: S 7170 A – 92 – St 16, NWB DokID: LAAAE-63479.

2. Steuerrechtliche Hinweise

Einrichtungsgegenstände bzw. medizinisch-technischer Großgeräte – anders als ein Vertragsarzt – auch keinen Vorsteuerabzug geltend machen[43], was gerade zur Finanzierung derartiger Investitionen durchaus zweckmäßig sein könnte.

Für **Vermietungsleistungen** des Krankenhauses an Vertragsärzte im Rahmen von Kooperationen ergibt sich regelmäßig eine Umsatzsteuerbefreiung gemäß § 4 Nr. 12 Buchst. a UStG, wobei die Überlassung von „Maschinen und sonstigen Vorrichtungen aller Art, die zu einer Betriebsanlage gehören" – sog. „**Betriebsvorrichtungen**" –, grundsätzlich aber von dieser Umsatzsteuerbefreiung **ausgeschlossen** ist.[44]

Zur Anwendung kommt allerdings für „Betriebsvorrichtungen" in der Gestalt medizinischer Einrichtungsgegenstände sowie in der Gestalt medizinisch-technischer Großgeräte, wie bereits ausgeführt, die Umsatzsteuerbefreiung gemäß § 4 Nr. 14 Buchst. b Satz 1 UStG (bei Krankenhäusern in öffentlich-rechtlicher Trägerschaft) oder § 4 Nr. 14 Buchst. b Satz 2 Doppelbuchst. aa UStG (bei Krankenhäusern in freigemeinnütziger oder privater Trägerschaft).

Zu den Betriebsvorrichtungen, deren Überlassung **nicht** nach § 4 Nr. 14 Buchst. b UStG umsatzsteuerfrei ist und deren entgeltliche Nutzungsüberlassung (gemäß § 4 Nr. 12 Satz 2 UStG) umsatzsteuerpflichtig ist, zählen (neben Maschinen und maschinenähnlichen Anlagen) alle Anlagen, die – ohne Gebäude, Teil eines Gebäudes oder Außenanlage eines Gebäudes zu sein – in besonderer und unmittelbarer Beziehung zu dem auf dem Grundstück ausgeübten Gewerbebetrieb stehen.[45]

Zu den nach § 4 Nr. 12 Buchst. a UStG steuerfreien Leistungen der Vermietung und Verpachtung gehören auch die damit in unmittelbarem wirtschaftlichen Zusammenhang stehenden **üblichen Nebenleistungen**. Dies sind Leistungen, die im Vergleich zur Grundstücksvermietung bzw. -verpachtung nebensächlich sind, mit ihr eng zusammenhängen und in ihrem Gefolge üblicherweise vorkommen. Als Nebenleistungen (in diesem Sinne) anzusehen sind die Lieferung von Wärme, die Versorgung mit Wasser, auch mit Warmwasser, die Überlassung von Waschmaschinen, die Flur- und Treppenreinigung, die Treppenbeleuchtung sowie die Lieferung von Strom durch den Vermieter.[46] Keine Nebenleistungen (in diesem Sinne) sind die Lieferungen von Heizgas und Heizöl.[47]

---

[43] § 15 Abs. 2 Nr. 1 UStG; zum Vorsteuerabzug durch Krankenhäuser und ihre Träger vgl. Klaßmann, Aktuelle Besteuerungsfragen für Krankenhäuser und Krankenhausträger – Leitfaden für das Krankenhausmanagement, 6. Aufl. 2015, S. 383 ff.

[44] Vgl. § 4 Nr. 12 Satz 2 UStG.

[45] Abschn. 4.12.10 Satz 6 UStAE.

[46] Abschn. 4.12.1 Abs. 5 UStAE.

[47] Abschn. 4.12.1 Abs. 5 Satz 5 UStAE.

Die Umsatzsteuerbefreiung umfasst im Übrigen grundsätzlich auch die mitvermieteten Einrichtungsgegenstände, z.B. das Büromobiliar. Diese Rechtsauffassung bestätigt der Bundesfinanzhof ausdrücklich bei auf Dauer angelegten, also nicht kurzfristigen Überlassungen.[48] Im Urteilsfall ging es konkret um das bei der Verpachtung eines Seniorenwohnparks mitverpachtete Inventar, welches zu ca. 80% aus Pflegebetten und speziell abgestimmten, zum Betrieb eines Seniorenheimes zwingend erforderliche Ausstattungselemente bestand.[49]

Die entgeltliche Überlassung von **Parkflächen** ist **grundsätzlich nicht** umsatzsteuerbefreit, und zwar auch dann nicht, wenn sie auf Dauer angelegt ist.[50] Die Vermietung ist aber – **ausnahmsweise** – **umsatzsteuerfrei**, wenn sie eine **Nebenleistung** zu einer steuerfreien Leistung, insbesondere einer steuerfreien Grundstücksvermietung nach § 4 Nr. 12 Satz 1 UStG ist, wenn sie also z.B. zusammen mit der Vermietung von Räumen erfolgt. Für die Annahme einer solchen Nebenleistung ist es unschädlich, wenn die steuerfreie Grundstücksvermietung und die Stellplatzvermietung zivilrechtlich in getrennten Verträgen vereinbart werden. Beide Verträge müssen aber zwischen denselben Vertragspartnern abgeschlossen sein. Die Verträge können jedoch zu unterschiedlichen Zeiten zustande kommen. Für die Annahme einer Nebenleistung ist ein räumlicher Zusammenhang zwischen Grundstück und Stellplatz erforderlich.[51]

Sollte die Vermietung von Räumen Bestandteil eines umfassenden Kooperationsvertrages sein, muss (zusätzlich) geprüft werden, ob ein sog. **gemischter Vertrag** vorliegt oder ein sog. **Vertrag besonderer Art**.

- Bei einem sog. „**gemischten Vertrag**" handelt es sich um einen Vertrag, der sowohl die Merkmale einer Vermietung als auch die Merkmale anderer Leistungen aufweist.[52]

Bei einem solchen Vertrag ist **zunächst zu prüfen**, ob es sich um eine **einheitliche Leistung** handelt – diese wäre dann **insgesamt** entweder umsatzsteuerfrei oder umsatzsteuerpflichtig – **oder** um **mehrere selbständige Leistungen**.[53]

---

[48] BFH vom 11.11.2015, Az.: V R 37/14, NWB DokID: NAAAF-66183.
[49] Der Bundesfinanzhof beruft sich insoweit auf Art. 135 Abs. 1 Buchst. l MwStSystRL.
[50] § 4 Nr. 12 Satz 2 UStG und Art. 135 Abs. 2 Buchst. b MwStSystRL.
[51] Vgl. Abschn. 4.12.2 Abs. 3 UStAE.
[52] Abschn. 4.12.5 Abs. 1 Satz 1 UStAE.
[53] Abschn. 4.12.5 Abs. 1 Satz 2 UStAE; vgl. auch Abschn. 3.10 Abs. 1 Satz 1 UStAE: „Ob von einer einheitlichen Leistung oder von mehreren getrennt zu beurteilenden selbständigen Einzelleistungen auszugehen ist, hat umsatzsteuerrechtlich insbesondere Bedeutung für die Bestimmung des Orts und des Zeitpunkts der Lieferung **sowie für die Anwendung von Befreiungsvorschriften und des Steuersatzes**."

2. Steuerrechtliche Hinweise

Dabei ist „das Wesen des fraglichen Umsatzes zu ermitteln, um festzustellen, ob der Unternehmer dem Abnehmer mehrere selbständige Hauptleistungen oder eine einheitliche Leistung erbringt"[54], und zwar aus Sicht des sog. „Durchschnittsverbrauchers".

In der Regel sind jede Lieferung und jede sonstige Leistung als **eigene** selbständige Leistung zu betrachten.[55] Deshalb können zusammengehörige Vorgänge **nicht bereits** als einheitliche Leistung angesehen werden, weil sie einem einheitlichen wirtschaftlichen Ziel dienen. Wenn mehrere, untereinander gleich zu wertende Faktoren zur Erreichung dieses Ziels beitragen und aus diesem Grund zusammengehören, ist die Annahme einer einheitlichen Leistung **nur** gerechtfertigt, wenn die einzelnen Faktoren so ineinandergreifen, dass sie bei natürlicher Betrachtung hinter dem Ganzen zurücktreten.[56]

Dass die einzelnen Leistungen auf einem **einheitlichen Vertrag** beruhen und für sie ein **Gesamtentgelt** entrichtet wird, reicht ebenfalls noch **nicht** aus, um sie umsatzsteuerrechtlich als Einheit zu behandeln.[57] Entscheidend ist der **wirtschaftliche Gehalt der erbrachten Leistungen.**[58]

Liegen mehrere selbständige Leistungen vor, ist in einem **zweiten** Prüfungsschritt festzustellen, ob diese **nach den Grundsätzen von Haupt- und Nebenleistung**[59] **einheitlich** zu beurteilen sind oder ob sie – als eigenständige „Hauptleistungen" – umsatzsteuerlich getrennt zu beurteilen sind.[60]

Eine Leistung ist grundsätzlich dann als Nebenleistung zu einer Hauptleistung anzusehen (mit der Folge, dass sie umsatzsteuerlich „deren Schicksal teilt", und zwar auch dann, wenn für die Nebenleistung ein besonderes Entgelt verlangt und entrichtet wird), wenn sie im Vergleich zu der Hauptleistung nebensächlich ist, mit ihr eng zusammenhängt und üblicherweise in ihrem Gefolge vorkommt.[61] Davon ist insbesondere dann auszugehen, wenn die Leistung für den Leistungsempfänger **keinen eigenen Zweck**, sondern (nur) das **Mittel** darstellt, um die **Hauptleistung**

---

[54] So wörtlich Abschn. 3.10 Abs. 1 Satz 2 UStAE.
[55] Abschn. 3.10 Abs. 2 Satz 1 UStAE.
[56] Abschn. 3.10 Abs. 2 Sätze 2 und 3 UStAE.
[57] Abschn. 3.10 Abs. 2 Satz 4 UStAE.
[58] BFH vom 24.11.1994, Az.: V R 30/92, BStBl 1995 II S. 151; andererseits darf ein einheitlicher wirtschaftlicher Vorgang, wenn ein solcher (ausnahmsweise) vorliegt, nicht (willkürlich) in mehrere Leistungen aufgeteilt werden, und zwar auch dann nicht, wenn sich der Abnehmer damit einverstanden erklärt; vgl. Abschn. 3.10 Abs. 3 UStAE.
[59] Vgl. hierzu Abschn. 3.10 Abs. 5 Satz 1 UStAE: „Nebenleistungen teilen umsatzsteuerlich das Schicksal der Hauptleistung."
[60] Abschn. 4.12.5 Abs. 1 Satz 3 UStAE.
[61] Abschn. 3.10 Abs. 5 Satz 3 UStAE.

des Leistenden **unter optimalen Bedingungen** in Anspruch zu nehmen.[62] Gegenstand einer Nebenleistung kann sowohl eine unselbständige Lieferung von Gegenständen als auch eine unselbständige sonstige Leistung sein.[63]

Liegt eine einheitlich zu beurteilende Leistung vor, ist für die Steuerbefreiung nach § 4 Nr. 12 Buchst. a UStG entscheidend, ob das Vermietungselement der Leistung das Gepräge gibt oder nicht.[64] Wenn diese Frage zu bejahen ist, ist die Leistung **insgesamt** umsatzsteuerfrei.

Eine Aufteilung des Entgelts in einen auf das Element der Grundstücksüberlassung und einen auf den Leistungsteil anderer Art entfallenden Teil ist deshalb nicht zulässig.[65]

- Bei einem sog. „**Vertrag besonderer Art**" tritt demgegenüber die Gebrauchsüberlassung des Grundstücks gegenüber anderen wesentlicheren Leistungen zurück; das Vertragsverhältnis stellt ein **einheitliches, unteilbares Ganzes** dar mit der Folge, dass **keine** – auch keine teilweise – Anwendung der Umsatzsteuerbefreiung des § 4 Nr. 12 Buchst. a UStG möglich ist.[66]

In Betracht kommt dann aber ggf. die Anwendung einer anderen Umsatzsteuerbefreiung, sofern eine solche für die „wesentlicheren Leistungen" vorgesehen ist, was im Einzelfall geprüft werden muss. Für die Leistungen der Altenheim- oder Pflegeheimbetreiber kann deshalb z.B. (**inkl.** der Grundstücksvermietung, also für die Gesamtleistung) die Steuerbefreiung nach § 4 Nr. 16 UStG in Betracht kommen.[67] Vermietungsleistungen und individuell angepasste Pflegeleistungen, die ein Unternehmer **aufgrund getrennter Verträge** gegenüber Senioren im Rahmen einer Seniorenwohngemeinschaft erbringt, sind andererseits umsatzsteuerrechtlich **nicht als einheitliche (steuerpflichtige) Leistung zu qualifizieren**, sondern **unterliegen als eigenständige, selbständige Leistungen der gesonderten Beurteilung.**[68] Bei der Überlassung des Wohnraumes und bei den Pflegeleistungen

---

[62] BFH vom 14.02.2019, V R 22/17, BStBl II S. 350; Abschn. 3.10 Abs. 5 Satz 4 UStAE.

[63] Abschn. 3.10 Abs. 5 Satz 5 UStAE.

[64] Abschn. 4.12.5 Abs. 2 Satz 1 UStAE.

[65] Abschn. 4.12.5 Abs. 2 Satz 3 UStAE.

[66] Beispiel: **Betreiber eines Alten- oder Pflegeheims erbringen gegenüber pflegebedürftigen Heiminsassen** umfassende medizinische und pflegerische Betreuung und Versorgung; vgl. Abschn. 4.12.6 Abs. 2 Nr. 12 UStAE.

[67] Vgl. Abschn. 4.12.6 Abs. 2 Nr. 12 Satz 3 UStAE.

[68] BFH vom 04.05.2011, XI R 35/10, BStBl 2011 II S. 836; die gesonderten Verträge enthielten im Urteilsfall **keine** Verknüpfungen der Leistungen. Es ging in den beiden Verträgen um wesentlich unterschiedliche Leistungen, die klar voneinander getrennt waren; die Mieter waren **nicht verpflichtet**, auch die Pflege- oder andere Leistungen des Unternehmers in Anspruch zu nehmen.

2. Steuerrechtliche Hinweise

handelt es sich dann nämlich jeweils um Hauptleistungen, die gesonderten Zwecken dienen.

Bei Kooperationen zwischen Krankenhäusern und Vertragsärzten werden **regelmäßig keine Verträge** besonderer Art vorliegen, es sei denn, es handelt sich um Leistungen aus Kooperationsverträgen im Zusammenhang mit der Überlassung von OP-Kapazitäten (OP-Säle nebst Einrichtungen und medizinischem Hilfspersonal). Letztere sind aber, wie schon ausgeführt, **insgesamt** gemäß § 4 Nr. 14 Buchst. b UStG umsatzsteuerbefreit. Eines Rückgriffes auf § 4 Nr. 12 UStG hinsichtlich der Vermietungsumsätze bedarf es dann nicht.

Auf die Umsatzsteuerbefreiung für die Vermietung oder Verpachtung von Gebäuden oder Gebäudeteilen – auch einzelnen Räumen[69] – im Rahmen einer Kooperation mit einem Vertragsarzt kann (zumeist[70]) **nicht** verzichtet werden, weil der Vertragsarzt als Mieter die ihm überlassenen Räume nicht ausschließlich für umsatzsteuerpflichtige Umsätze verwendet. Dies wäre aber notwendig, um derartige Vermietungs- oder Verpachtungsleistungen – insbesondere im Hinblick auf den dann möglichen Vorsteuerabzug des Krankenhauses aus seinen Investitionen in die vermieteten Gebäudeteile – umsatzsteuerpflichtig zu behandeln (sog. „Option zur Umsatzsteuerpflicht").[71]

Entgeltliche Personalgestellungen[72] des Krankenhauses an einen kooperierenden Vertragsarzt ohne zeitgleiche Überlassung von Einrichtungen bzw. medizinisch-technischen Großgeräten erfolgen grundsätzlich im Rahmen eines Leistungsaustausches, auch wenn das Entgelt (nur) in der Erstattung der Personalkosten besteht.[73] Ob für derartige Personalgestellungen die Umsatzsteuerbefreiung für Krankenhäuser des § 4 Nr. 14 Buchst. b UStG in Anspruch genommen werden kann, ist noch nicht in allen Details eindeutig geklärt.

Im Umsatzsteuer-Anwendungserlass ist ausdrücklich nur die Gestellung von Ärzten und von medizinischem Hilfspersonal durch Krankenhäuser, Diagnosekliniken usw.

---

[69] Vgl. Abschn. 4.12.1 Abs. 3 Satz 2 UStAE.

[70] Ausnahme: Der Vertragsarzt erbringt ausschließlich (bzw. nahezu ausschließlich) umsatzsteuerpflichtige Leistungen, z.B. im Rahmen von Gutachtenerstellungen ohne vorrangige therapeutische Zielsetzungen oder im Rahmen der kosmetisch-plastischen Chirurgie (sog. Schönheitschirurgie).

[71] § 9 Abs. 2 UStG.

[72] Die umsatzsteuerlich relevante Personal**gestellung** ist von der nicht umsatzsteuerbaren Personal**beistellung** zu unterscheiden – vgl. das BFH-Urteil vom 06.12.2007, Az.: V R 42/06, BStBl 2009 II S. 493, und Abschn. 1.1 Abs. 6 und 7 UStAE –; eine solche nicht steuerbare Beistellung von Personal durch das Krankenhaus setzt aber voraus, dass das Personal **nur** im Rahmen der Leistung des Vertragsarztes für das Krankenhaus eingesetzt wird, was praktisch nur schwierig darstellbar sein dürfte.

[73] Abschn. 1.1 Abs. 16 Satz 1 UStAE.

an andere Einrichtungen dieser Art angesprochen. Solche Gestellungen sind – auch nach Auffassung der Finanzbehörden – umsatzsteuerfrei.[74]

Ein eng verbundener Umsatz **kann** aber **auch** bei der Gestellung von Personal an niedergelassene Ärzte vorliegen. Voraussetzung hierfür ist jedoch – jedenfalls nach Auffassung der Finanzbehörden –, dass die Leistung für die ärztliche Versorgung der Krankenhauspatienten unerlässlich ist und nicht dafür bestimmt ist, dem Krankenhaus zusätzlich Tätigkeiten zu verschaffen, die in unmittelbarem Wettbewerb mit Tätigkeiten von der Mehrwertsteuer unterliegenden gewerblichen Unternehmen durchgeführt werden.[75]

Der Bundesfinanzhof hat sich wiederholt mit Personalgestellungsfällen im Rahmen von Kooperationen auseinandergesetzt:

- Im Urteil vom 18. Januar 2005[76] hat er entschieden, dass die Personalgestellung durch ein Krankenhaus an eine Arztpraxis ein mit dem Betrieb des Krankenhauses eng verbundener Umsatz sein kann, wenn die Personalgestellung **für die ärztliche Versorgung der Krankenhauspatienten unerlässlich** ist.[77] Ein mit dem Betrieb des Krankenhauses eng verbundener Umsatz kann in Ausnahmefällen **sogar dann** vorliegen, wenn die Arztpraxis nicht nur die Krankenhauspatienten, sondern **auch andere** (eigene) Patienten versorgt. Ob ein derartiger Ausnahmefall vorliegt, kann nur unter Gesamtwürdigung aller Umstände des Einzelfalls beurteilt werden.

- Nach dem Urteil vom 25. Januar 2006[78] kann die Personalgestellung durch ein Krankenhaus an eine Arztpraxis ein mit dem Betrieb des Krankenhauses eng verbundener, nach § 4 Nr. 14 Buchst. b UStG steuerfreier Umsatz sein, z.B. wenn das Krankenhaus medizinische Großgeräte der Arztpraxis „unentgeltlich" durch eigenes Personal nutzen darf und **im Gegenzug sein Personal zur Bedienung der Geräte auch für die Nutzung durch die Arztpraxis gegen Kostenerstattung überlässt**. Auch in diesem Falle kann die Umsatzsteuerbefreiung ausnahmsweise auch dann gewährt werden, wenn die Arztpraxis nicht nur die

---

[74] Abschn. 4.14.6 Abs. 2 Nr. 7 UStAE.

[75] OFD Frankfurt vom 09.02.2014, Az.: S 7170 A – 92 – St 16, NWB DokID: LAAAE-63479, und OFD Hannover vom 15.06.2005, Az.: S 7172 – 9 – StO 181, Umsatzsteuer-Rundschau 2006, S. 365.

[76] BFH vom 18.01.2005, Az.: V R 35/02, BStBl 2005 II S. 507.

[77] Im Urteilsfall ging es konkret um eine Personalgestellung eines Krankenhauses an eine Gemeinschaftspraxis, welche die radiologische Behandlung der Krankenhauspatienten übernommen hatte, nachdem das Krankenhaus die entsprechende Krankenhausabteilung geschlossen hatte. Diese Personalgestellung war unerlässlich, da dieses Personal für die radiologischen Untersuchungen der Krankenhauspatienten notwendig war und das Krankenhaus seine Angestellten aus arbeitsvertraglichen Gründen nicht zwingen konnte, zu der Gemeinschaftspraxis überzuwechseln.

[78] BFH vom 25.01.2006, Az.: V R 46/04, BStBl 2006 II S. 481.

2. Steuerrechtliche Hinweise

Krankenhauspatienten, sondern auch andere Patienten versorgt. Ob ein derartiger Ausnahmefall vorliegt, ist wiederum (nur) unter Gesamtwürdigung aller Umstände des Einzelfalls zu beurteilen.

Es spielt dabei wohl keine Rolle, dass durch die Personalgestellung kein Leistungsaustausch zu den Krankenhauspatienten besteht.[79]

Als unerlässlich mit der Heilbehandlung verbunden kann vor diesem Hintergrund im Einzelfall eine Personalgestellung anzusehen sein, die sich auf die Kosten der medizinischen Behandlung der Krankenhauspatienten – günstig – auswirkt, ferner dazu dient, die Krankenhauspatienten optimal ärztlich zu versorgen und aufgrund der Arbeitsmarktsituation keinen schädlichen Wettbewerb mit gewerblichen Unternehmen darstellt.[80]

Diese Überlegungen dürften wohl auch zum Tragen kommen hinsichtlich der Gestellung von Ärzten und medizinischem Hilfspersonal an (vollstationäre) Pflegeeinrichtungen; deren Umsatzsteuerbefreiungen sind **nicht** in § 4 Nr. 14 UStG, sondern in § 4 Nr. 16 UStG geregelt.

---

[79] Vgl. OFD Frankfurt vom 09.06.2014, Az.: S 7170 A – 92 – St 16, NWB DokID: LAAAE-63479.
[80] Ebenda.

2.3 Besonderheiten bei steuerbegünstigten Krankenhäusern

Für steuerbegünstigte (gemeinnützige, mildtätige oder kirchliche) Krankenhäuser sind bei Kooperationen mit Vertragsärzten immer auch gemeinnützigkeitsrechtliche Überlegungen geboten.

- Zum einen ist sicherzustellen, dass die Leistungsbeziehungen, die zwischen dem steuerbegünstigten Krankenhaus und dem (nicht steuerbegünstigten) Vertragsarzt[81] vertraglich vereinbart und tatsächlich umgesetzt werden, beim kooperierenden Krankenhaus das Gebot der **Selbstlosigkeit**, insbesondere das sog. **Begünstigungsverbot**[82] und/oder das **Gebot der satzungsmäßigen und zeitnahen Mittelverwendung**[83], nicht verletzen.

Insbesondere die Beachtung des Gebotes der satzungsmäßigen Mittelverwendung wird bei Kooperationsvorhaben der hier zu würdigenden Art von den Finanzbehörden regelmäßig geprüft. Die Mittelverwendung im Rahmen einer derartigen Kooperation stellt nämlich häufig keine unmittelbare Verwendung der Krankenhaus-Mittel für die nach der Krankenhaussatzung zu begünstigenden Personen, also für die (stationären und ambulanten) Krankenhauspatienten, dar, weil der kooperierende Vertragsarzt unmittelbarer „Nutznießer" ist und Krankenhauspatienten allenfalls mittelbar profitieren.

Im Schrifttum wird zur satzungsmäßigen Mittelverwendung im Bereich von Kooperationen mit niedergelassenen Ärzten folgendes Beispiel diskutiert:[84]

„Zunehmend verfolgen z.B. Krankenhäuser das Ziel, eine Verzahnung der ambulanten und der stationären Versorgung von Personen dadurch herzustellen oder zu verbessern, dass sie auf dem Krankenhausgelände oder in der Nähe der eigenen Häuser die Ansiedlung von niedergelassenen Ärzten, Apothekern, Optikern, Sanitätshäusern und anderen Partnern fördern. Sie richten dazu Dienstleistungszentren ein und überlassen Räumlichkeiten an die jeweiligen Partner und gestellen diesen Partnern dann auch Sachmittel (Stichwort: Mitnutzung von Großgeräten) und Fachpersonal.

---

[81] Der Vertragsarzt kann als natürliche Person die hier relevanten Steuervergünstigungen nicht in Anspruch nehmen; auch für Berufsausübungsgemeinschaften (Gemeinschaftspraxen) als Personengesellschaften kommen diese Steuervergünstigungen (schon) wegen ihrer Rechtsform nicht in Betracht; vgl. § 51 Abs. 1 Satz 2 AO.

[82] § 55 Abs. 1 Nr. 3 AO: „Die Körperschaft darf keine Person durch Ausgaben, die dem Zweck der Körperschaft fremd sind, oder durch unverhältnismäßig hohe Vergütungen begünstigen."

[83] § 55 Abs. 1 Nr. 5 Satz 1 AO: „Die Körperschaft muss ihre Mittel vorbehaltlich des § 62 grundsätzlich zeitnah für ihre steuerbegünstigten satzungsmäßigen Zwecke verwenden."

[84] Buchna/Leichinger/Seeger/Brox, Gemeinnützigkeit im Steuerrecht, 12. Aufl. 2023, S. 209 f.

*Entsprechende Gestaltungen können nur dann ohne Gefährdung der Gemeinnützigkeit durch die Trägereinrichtung umgesetzt werden, wenn der Träger diese Maßnahmen durch Fremdmittel finanziert (beachte: Dabei darf kein Verlust entstehen ...) oder dazu Mittel einsetzt, die **nicht** der zeitnahen Mittelverwendungspflicht nach § 55 Abs. 1 Nr. 5 AO unterliegen."*

Es droht also bei Kooperationen eines steuerbegünstigten Krankenhausträgers mit einem niedergelassenen Arzt insbesondere dann ein Verstoß gegen das Gebot der zeitnahen Mittelverwendung (des § 55 Abs. 1 Nr. 5 Satz 1 AO), wenn bisher für Krankenhauszwecke genutzte Gebäude bzw. Gebäudeteile mit oder ohne Inventar, die mit zeitnah für die steuerbegünstigten Zwecke zu verwendenden Mitteln angeschafft oder hergestellt wurden, vermietet oder verpachtet werden[85] – sog. „**Sphärenwechsel**" durch „Umwidmung" von Wirtschaftsgütern des Zweckbetriebs in die Vermögensverwaltung oder (was bei Kooperationen mit niedergelassenen Ärzten regelmäßig anzunehmen ist) in einen steuerpflichtigen wirtschaftlichen Geschäftsbetrieb.[86]

Die zutreffende gemeinnützigkeitsrechtliche Beurteilung derartiger Sachverhalte ist seit längerem Gegenstand intensiver Diskussionen im steuerlichen Schrifttum.[87] Diese Diskussion ist noch nicht abgeschlossen; erhöhte Aufmerksamkeit (ggf. bis hin zur Einholung einer vorherigen sog. „**verbindlichen Auskunft**" im Sinne des § 89 Abs. 2 AO) ist deshalb unverzichtbar. Eine solche Auskunft kann allerdings nur für **noch nicht realisierte** Sachverhalte erteilt werden. Sofern eine Ausgliederung bereits vollzogen ist, kann eine verbindliche Auskunft nicht mehr erteilt werden. Eine verbindliche Auskunft kann aber auch erteilt werden für eine **ernsthaft geplante Umgestaltung** eines bereits vorliegenden Sachverhalts, was insbesondere bei Sachverhalten mit wesentlichen Auswirkungen für die Zukunft – sog. „**Dauersachverhalten**" – von Bedeutung ist.[88]

Derartige verbindliche Auskünfte sind allerdings gebührenpflichtig[89], anders als z.B. die Anrufungsauskunft in Lohnsteuerangelegenheiten (§ 42e EStG) oder die verbindliche Zusage auf Grund einer Außenprüfung (§ 204 AO).

---

[85] Als in diesem Sinne besonders problematisch stellt sich häufig die Verwendung eines Gebäudes im Wege der Vermietung oder Verpachtung als sog. **Ärztehaus** heraus.

[86] Buchna/Leichinger/Seeger/Brox, Gemeinnützigkeit im Steuerrecht, 12. Aufl. 2023, S. 154 f.; 209 f. zur sog. „**Sphärentheorie**".

[87] Vgl. z.B. Nauen, Ist die Überlassung von Räumen an eine Dienstleistungs-GmbH oder sonstige Dritte gemeinnützigkeitsschädlich?, Das Krankenhaus 2006, S. 319; vgl. auch Hüttemann, Gemeinnützigkeits- und Spendenrecht, 3. Aufl. 2015, Rz. 5.169.

[88] AEAO zu § 89 AO, Nr. 3.5.3.

[89] Vgl. im Einzelnen § 89 Abs. 3 bis Abs. 7 AO; bei einem Gegenstandswert von weniger als € 10.000,- wird keine Gebühr erhoben, vgl. § 89 Abs. 5 Satz 3 AO.

Bei derartigen Auskunftsersuchen sind bestimmte formale Gesichtspunkte zu beachten, die sich im Einzelnen aus § 89 Abs. 2 AO und der hierzu ergangenen „Verordnung zur Durchführung von § 89 Absatz 2 AO" (sog. „Steuer-Auskunftsverordnung" – StAuskV)[90] ergeben. Die formalen Anforderungen werden von den Finanzbehörden teilweise (und offensichtlich tendenziell zunehmend) dazu genutzt, wegen (angeblicher) Nichtbeachtung von Formalismen die Erteilung von verbindlichen Auskünften zu verweigern; deshalb ist der Beachtung der „Formalismen" besondere Aufmerksamkeit zu widmen.

Die Vermietung oder Verpachtung bei Kooperationen eines steuerbegünstigten Krankenhausträgers mit einem niedergelassenen Arzt ist allerdings für das Krankenhaus dann „unschädlich" für seine Gemeinnützigkeit, wenn zulässig gebildetes Vermögen (insbesondere sog. **freie Rücklagen**" i. S. d. § 62 Abs. 1 Nr. 3 AO) in Höhe des Werts der in den Bereich der Vermögensverwaltung bzw. des steuerpflichtigen wirtschaftlichen Geschäftsbetriebs verlagerten Wirtschaftsgüter zeitnah für die steuerbegünstigten Zwecke verwendet wird.[91]

Bei der Verwendung von Geld- oder Sachmitteln des steuerbegünstigten Krankenhauses im Rahmen einer Kooperation mit einem Vertragsarzt sollte hiernach sichergestellt werden, dass ausreichend hohe sog. „**freie Rücklagen**" (i. S. d. § 62 Abs. 1 Nr. 3 AO), die nicht dem Gebot der zeitnahen Mittelverwendung für satzungsmäßige Zwecke unterliegen, verfügbar sind.

Dies ist im Zweifel (mittels der sog. **Mittelverwendungsrechnung**) zu dokumentieren bzw. nachzuweisen.[92]

Nach § 62 Abs. 1 Nr. 3 AO darf ein steuerbegünstigter Krankenhausträger „höchstens ein Drittel des Überschusses aus der Vermögensverwaltung" sowie höchstens 10% der „sonstigen" – d.h. der nicht der Vermögensverwaltung zuzurechnenden[93] – (nach § 55 Abs. 1 Nr. 5 AO) zeitnah zu verwendenden Mittel in eine sog. „freie Rücklage" gemäß § 62 Abs. 1 Nr. 3 AO einstellen.

Die „Freiheit" dieser Rücklagen gemäß § 62 Abs. 1 Nr. 3 AO hat letztlich **drei Facetten**: Zum einen ist die Gesamthöhe der freien Rücklage unbegrenzt.[94] Außerdem braucht die Körperschaft während der Dauer ihres Bestehens die freie

---

[90] StAuskV in der Fassung vom 19.12.2022.

[91] Vgl. z.B. Bayerisches Landesamt für Steuern vom 02.11.2010, Az.: S 2729 2.1 – 5/2 St 31, DStR 2010, S. 2518, und OFD Frankfurt vom 08.12.2004, Az.: S 0186 A – 5 – St II 1.03, NWB DokID: NAAAB-41311.

[92] Nr. 29 des AEAO zu § 55 AO.

[93] Vgl. Nr. 9 und 10 des AEAO zu § 62 (Abs. 1 Nr. 3) AO.

[94] Es müssen (lediglich) die betragsmäßigen Vorgaben für die jährliche Rücklagenbildung – 1/3 bzw. 10% – beachtet werden.

2. Steuerrechtliche Hinweise

Rücklage nicht aufzulösen.[95] Die angesammelten Mittel unterliegen schließlich nicht dem Gebot der zeitnahen Mittelverwendung und sind (nur) final, d. h. spätestens im Zeitpunkt der Auflösung oder Aufhebung der Körperschaft bzw. im Zeitpunkt des Wegfalls der steuerbegünstigten Zwecke, für steuerbegünstigte Zwecke zu verwenden.[96]

Diese weitreichende „Freiheit" macht die Rücklagen im Sinne des § 62 Abs. 1 Nr. 3 AO gemeinnützigkeitsrechtlich als Finanzierungsinstrument steuerbegünstigter Krankenhausträger gerade auch bei Kooperationen der hier zu würdigenden Art überaus interessant, wenn eine Finanzierung über Eigenmittel (also nicht über Fremdmittel, wie z.b. Bankdarlehen[97]) gewünscht wird und eine Verwendung zeitnah zu verwendender Mittel nicht zulässig ist. Dieser Umstand spricht im Übrigen dringend dafür, die freien Rücklagen jährlich stets im höchstmöglichen Umfang zu dotieren, um sie als „gemeinnütziges Finanzierungspotenzial" in größtmöglichem Umfang, z.B. für Kooperationen mit dem niedergelassenen Bereich, verfügbar zu haben.

Sofern zwischen dem Krankenhaus und dem Vertragsarzt keine anderweitigen Beziehungen (insbesondere gesellschaftsrechtlicher Art, z.B. in Form gemeinsamer Beteiligungsgesellschaften) bestehen, dürfte häufig regelmäßig davon ausgegangen werden können, dass die vereinbarten Leistungsbeziehungen „**marktüblich**" und damit „**angemessen**" im Sinne des Selbstlosigkeitsgebotes sind, weil sich die Kooperationspartner dann wie „fremde Dritte" gegenüberstehen.[98]

Die gemeinnützigkeitsrechtlichen Aspekte bei der Prüfung der Angemessenheit (i.S.d. „Marktüblichkeit") von Entgelten, insbesondere im Rahmen steuerpflichtiger wirtschaftlicher Geschäftsbetriebe, ist fortwährend Gegenstand intensiver

---

[95] AEAO zu § 62 (Abs. 1 Nr. 3) AO, Nr. 11.

[96] Vgl. OFD Frankfurt vom 13.02.2014, Az.: S 0181 A – 2 – St 53, NWB DokID: UAAAE-57226 – unter 1.3. – und Klaßmann, Rücklagen und Vermögensbildung bei steuerbegünstigten Stiftungen, KSzW Kölner Schrift zum Wirtschaftsrecht 2014, S. 197 – unter B. –.

[97] Bei dieser Finanzierungsvariante stellt sich das Erfordernis der satzungsmäßigen Mittelverwendung – zu einem späteren Zeitpunkt – bei der Bedienung der Annuitäten; die Verwendung von Fremdmitteln hilft damit u.U. nur temporär.

[98] Die Bedeutung der „Angemessenheit" von Entgelten wird aktuell exemplarisch deutlich bei sog. (kommunalen) Eigengesellschaften (in der Rechtsform der GmbH). Bei ihnen ist (bei vertraglichen Leistungsbeziehungen zur kommunalen Trägerkörperschaft) eine begünstigungsschädliche Gewinnausschüttung (i.S.d. § 55 Abs. 1 Nr. 1 Satz 2 AO) anzunehmen, wenn sie für die von ihr zu erbringenden Leistungen ein Entgelt erhält, das einem Fremdvergleich (**in Gestalt des Kostenausgleichs zuzüglich eines marktüblichen Gewinnaufschlags**) nicht standhält; vgl. BFH vom 27.11.2013, Az.: I R 17/12, BFH/NV 2014, S. 984, sowie Nr. 2 des AEAO zu § 55 AO (i.d.F. des BMF-Schreibens vom 26.01.2016, Az.: IV A 3 – S 0062/15/100006).

Diskussionen mit der Finanzverwaltung.[99] Ihnen sollte ganz grundsätzlich besondere Aufmerksamkeit gewidmet werden. Sollten zusätzlich anderweitige Beziehungen – offen oder verdeckt – zwischen dem steuerbegünstigten Krankenhaus und dem Kooperationspartner aus dem niedergelassenen Bereich bestehen, ist jedenfalls eine konsequente Überprüfung der „Angemessenheit", insbesondere im Rahmen von steuerlichen Außenprüfungen, des an der Kooperation beteiligten Krankenhauses üblich und fast schon zwangsläufig.

In jedem Fall ist der Abschluss von schriftlichen (klaren und eindeutigen) Verträgen vor der Aufnahme von entsprechenden Leistungsbeziehungen dringend zu empfehlen.

Es ist zusätzlich während der Vertragslaufzeit darauf zu achten, dass die getroffenen Vereinbarungen tatsächlich (in formaler und materieller Hinsicht) konsequent vertragsgemäß umgesetzt („gelebt") werden.

- Zum anderen ist zu beachten, dass die **Gestellung von Personal und/oder die Überlassung von Sachmitteln** im Rahmen einer Kooperation mit einem niedergelassenen Arzt **nicht unmittelbar** dem nach der Krankenhaussatzung begünstigten Personenkreis, nämlich den Krankenhauspatienten, zugutekommt. Deshalb sind derartige Leistungen des Krankenhauses grundsätzlich als steuerpflichtiger wirtschaftlicher Geschäftsbetrieb (im Sinne des § 64 Abs. 1 AO) zu beurteilen.[100] Denn der unmittelbare „Nutznießer" – der niedergelassene Arzt – verfolgt mit dem gestellten Personal bzw. den gestellten Sachmitteln eigenwirtschaftliche Zwecke.[101]

---

[99] Vgl. u.a. durch Kümpel, Leistungsbeziehungen zwischen verbundenen Unternehmen, FR 2014, S. 51, Schulte/Buttgereit, Fiktive Leistungsbeziehungen zwischen verbundenen gemeinnützigen Körperschaften, FR 2014, S. 509, Kümpel, Replik zu „Leistungsbeziehungen zwischen verbundenen gemeinnützigen Körperschaften, FR 2014, S. 513, Seeger/Milde, Leistungsaustausch zwischen gemeinnützigen Körperschaften – Steuerliche Konsequenzen einer fehlenden Gewinnerzielungsabsicht, NWB 35/2014, S. 2612, Kirchhain, Wie viel Gewinn nötig, wie viel möglich? Leistungsbeziehungen gemeinnütziger Unternehmen und Konzerne auf dem Prüfstand – Zugleich Anmerkungen zum BFH-Urteil vom 27.11.2013 – I R 17/12, Der Betrieb 2014, S. 1831.

[100] Vgl. auch BFH vom 18.03.2004, Az.: V R 101/01, HFR 2004, S. 911: „Das Merkmal der Unmittelbarkeit ist leistungsbezogen, d.h. die Leistung selbst muss ... den Personen, die entweder i.S.d. § 53 Nr. 1 AO 1977 infolge ihres körperlichen, geistigen oder seelischen Zustandes auf die Hilfe anderer angewiesen sind, oder Personen, die i.S.d. § 53 Nr. 2 AO 1977 finanziell bedürftig sind ... unmittelbar zugutekommen. Es reicht also nicht, wenn sie lediglich als Eingangsleistung in eine vom Leistungsempfänger erst an die in § 53 AO 1977 bezeichneten Personen zu erbringende Leistung eingeht".

[101] Zur Personal- und Sachmittelgestellung an angestellte Krankenhausärzte zur Behandlung eigener Patienten im Rahmen Ihrer genehmigten Nebentätigkeitserlaubnis wird auf die BFH-Rechtsprechung vom 14.12.2023 (Az: V R 2/21 u. 28/21) verwiesen, auf die jedoch nicht weiter eingegangen wird.

2. Steuerrechtliche Hinweise

Dies hat z.B. das Bayerische Staatsministerium der Finanzen in einem Erlass (koordinierten Ländererlass) vom 16. März 2005[102] wie folgt erläutert:

„*Überlassen gemeinnützigen Zwecken dienende Krankenhäuser entgeltlich Personal- und Sachmittel an eine private nicht gemeinnützigen Zwecken dienende Klinik, an eine ärztliche Gemeinschaftspraxis oder an Belegärzte und räumen den Vertragspartnern die Möglichkeit ein, Patienten an das Krankenhaus zu überweisen, die dort stationär versorgt werden, wird auch mit dieser Tätigkeit ein wirtschaftlicher Geschäftsbetrieb begründet, da es bei dem Krankenhaus an einer eigenen unmittelbaren Tätigkeit im Sinne des § 57 Abs. 1 Satz 1 AO mangelt. Eine für die Gemeinnützigkeit erforderliche unmittelbare Förderung der Allgemeinheit (Patienten) liegt nicht vor, da das Krankenhaus mit seinen Leistungen lediglich die eigenwirtschaftlichen Interessen der Vertragspartner fördert und nur die Vertragspartner in Rechtsbeziehung zu den Patienten stehen und Leistungen erbringen.*"

Dieser Rechtsauffassung folgt der Bundesfinanzhof inhaltlich. Nach seinem Urteil vom 6. April 2005[103] stellt die entgeltliche (Mit-) Überlassung eines medizinischen Großgerätes und nicht-ärztlichen medizinisch-technischen Personals an eine ärztliche Gemeinschaftspraxis durch ein Krankenhaus (im Sinne des § 67 AO) einen steuerpflichtigen wirtschaftlichen Geschäftsbetrieb dar.

Entsprechendes gilt dann zwangsläufig auch für die Überlassung von Operationsbereichen und für die damit verbundene Gestellung von medizinischem Hilfspersonal. Auch insoweit dürfte regelmäßig ein steuerpflichtiger wirtschaftlicher Geschäftsbetrieb vorliegen.

Etwaige Gewinne, die aus diesen Kooperationen erzielt werden, unterliegen der Körperschaftsteuer (nebst Solidaritätszuschlag) und der Gewerbesteuer, soweit nicht ausnahmsweise wegen der sog. Besteuerungsgrenze des § 64 Absatz 3 AO auf eine Besteuerung zu verzichten ist. Übersteigen nämlich die **Einnahmen** einschließlich Umsatzsteuer (**nicht etwa: die Gewinne**) aus **allen** vom Krankenhaus betriebenen steuerpflichtigen wirtschaftlichen Geschäftsbetrieben, die keine Zweckbetriebe sind, insgesamt nicht € 45.000 im Jahr, so unterliegen die Gewinne aus diesen Aktivitäten nicht der Körperschaftsteuer und der Gewerbesteuer.

Eine andere Beurteilung könnte sich hinsichtlich der (**langfristig** angelegten) **Vermietung oder Verpachtung** von Räumen an Vertragsärzte im Rahmen von Kooperationen ergeben. Diese Leistungen werden jedenfalls dann im Rahmen der sog. Vermögensverwaltung erbracht und sind deshalb körperschaftsteuer- und gewerbesteuerbefreit[104], wenn das Krankenhaus **nicht** auch **nicht unbedeutende**

---

[102] Az.: 33 – S- 0186 – 007 – 11389/05.
[103] BFH vom 06.04.2005, Az.: I R 85/04, BStBl 2005 II S. 545.
[104] § 14 AO i.V.m. § 64 Abs. 1 AO.

Nebenleistungen gewährt. Geringfügige zusätzliche Leistungen sind demgegenüber unproblematisch, wobei eine Abgrenzung schwierig ist und nur anhand des konkreten Einzelfalls erfolgen kann.

Der Gewinn eines steuerbegünstigten Krankenhauses aus einer Kooperation mit einem Vertragsarzt, die als steuerpflichtiger wirtschaftlicher Geschäftsbetrieb zu beurteilen ist, unterliegt (seit 2008) der Körperschaftsteuer in Höhe von 15%.[105] Hinzu kommt der Solidaritätszuschlag in Höhe von 5,5% der festgesetzten Körperschaftsteuer[106] und die (nicht abzugsfähige) Gewerbesteuer, deren Höhe von dem Hebesatz abhängt, den die zuständige Kommune festgesetzt hat.

Bei einem Hebesatz von 400% ergibt sich demgemäß eine **Gesamtsteuerbelastung** auf den Gewinn aus einem steuerpflichtigen wirtschaftlichen Geschäftsbetrieb von 29,83%. Hierbei ist der Umstand, dass ab 2008 die Gewerbesteuer keine Betriebsausgabe mehr ist[107], bereits berücksichtigt, nicht aber ein (etwaiger) abzuziehender Körperschaftsteuerfreibetrag von € 5.000 jährlich[108], ebenso wenig der Gewerbesteuerfreibetrag von € 5.000 jährlich[109].

---

[105] § 23 Abs. 1 Körperschaftsteuergesetz (KStG).
[106] § 3 Abs. 1 Nr. 1 Solidaritätszuschlaggesetz (SolZG).
[107] § 4 Abs. 5b EStG.
[108] § 24 Satz 1 KStG; diesen Freibetrag können steuerbegünstigte Kapitalgesellschaften nicht in Anspruch nehmen.
[109] § 11 Abs. 1 Nr. 2 GewStG.

II Vertragsmuster mit Erläuterungen

1 Belegarztvertrag/Kooperativer Belegarztvertrag

1.1 Vorbemerkung

1.1.1 Belegarztvertrag

Ausgangslage des Belegarztvertragsmusters ist, dass zur Betreuung der Patienten der Belegabteilung im Krankenhaus ein Belegarzt zugelassen wird.

Gemäß der Legaldefinition sind Belegärzte nicht am Krankenhaus angestellte Vertragsärzte, die berechtigt sind, ihre Patienten (Belegpatienten) im Krankenhaus unter Inanspruchnahme der hierfür bereitgestellten Dienste, Einrichtungen und Mittel vollstationär oder teilstationär zu behandeln, ohne hierfür vom Krankenhaus eine Vergütung zu erhalten, § 18 Abs. 1 KHEntgG (§ 16 BPflV, § 121 Abs. 2 SGB V).

Als **Leistungen des Belegarztes** werden definiert (§ 18 Abs. 1 KHEntgG):

(1) seine persönlichen Leistungen,

(2) der ärztliche Bereitschaftsdienst für Belegpatienten,

(3) die von ihm veranlassten Leistungen nachgeordneter Ärzte des Krankenhauses, die bei der Behandlung seiner Belegpatienten in demselben Fachgebiet wie der Belegarzt tätig werden,

(4) die von ihm veranlassten Leistungen von Ärzten und ärztlich geleiteten Einrichtungen außerhalb des Krankenhauses.

Danach ist ein Belegarzt ein freiberuflich tätiger Arzt, der in medizinischen Angelegenheiten unabhängig und weisungsfrei ist und die Patientenversorgung in der Belegabteilung letztverantwortlich und mit Weisungsrecht gegenüber den Mitarbeitern der Abteilung sicherstellt. Das Krankenhaus und der Belegarzt wirken als Kooperationspartner zusammen.

Die Notwendigkeit zur vertraglichen Gestaltung der Rechtsbeziehungen zwischen Krankenhaus und Belegarzt ergibt sich aus der gemeinsamen Vertragsbeziehung zum Patienten, da Krankenhaus und Belegarzt bei den Behandlungs- und Versorgungsleistungen zusammenwirken.[110] Ausgangspunkt ist hierbei ein gespaltenes

---

[110] Vgl. Hencke in: Peters, Handbuch der Krankenversicherung, Stand: April 2010, § 121 SGB V, Rn. 4.

Vertragsverhältnis, das einerseits aus dem Vertrag zwischen Belegarzt und Patient über die belegärztlichen Leistungen und andererseits aus dem Vertrag zwischen Patient und Krankenhaus über die sonstigen Versorgungsleistungen, wie Pflege und Unterkunft, besteht. Mit dem Krankenhausversorgungsverbesserungsgesetz (KHVVG), das am 12.12.2024 in Kraft getreten ist, wurde § 115g – Behandlung in einer sektorenübergreifenden Versorgungseinrichtung – in das SGB V aufgenommen. Der Gesetzgeber hat die Möglichkeit geschaffen, dass die in § 115g Abs. 1 Sätze 1 und 2 SGB V genannten stationären Leistungen auch durch Belegärzte erbracht werden können. Das Vertragsmuster ist auch auf das Vertragsverhältnis zwischen einer sektorenübergreifenden Versorgungseinrichtung und einem Belegarzt anwendbar.

Die Rechtsbeziehungen zwischen Krankenhaus und Belegarzt bestimmen sich nach dem Grundsatz der Vertragsfreiheit. Durch den Abschluss eines Belegarztvertrages wird ein Vertrag sui generis begründet, der Elemente des Dienstvertrags-, Miet- und Gesellschaftsrechts beinhaltet.[111] Ziel und Gegenstand dieses Belegarztvertrages bestehen darin, dass Krankenhausträger und Belegarzt in ihrem Verhältnis zueinander die Versorgung der Patienten im notwendigen Umfang sicherstellen. Dabei ist es wichtig, die Erfüllung der gegenüber dem Patienten bestehenden vertraglichen Verpflichtungen zu gewährleisten.

Haftungsrechtlich ist der Belegarzt für sein Handeln und das seiner Erfüllungsgehilfen selbst verantwortlich[112] und hat daher selbst für ausreichenden Versicherungsschutz zu sorgen. Der Krankenhausträger muss die Grund- und Funktionspflege des Patienten sicherstellen, wozu auch die Vorhaltung von medizinisch-technischem Gerät sowie von ärztlichem und nichtärztlichem Hilfspersonal in einem Maß und einer Qualität gehört, das eine ausreichende medizinische Behandlung durch den Belegarzt gewährleistet.[113]

Zur Ausübung der belegärztlichen Tätigkeit bedarf der Vertragsarzt neben dem Abschluss eines Belegarztvertrages mit dem Krankenhausträger der **Anerkennung als Belegarzt** durch die jeweils zuständige Kassenärztliche Vereinigung gemäß § 40 Abs. 2 Bundesmantelvertrag-Ärzte (BMV-Ä).[114] Dabei kann gemäß § 39 Abs. 4 BMV-Ä ein Belegarzt auch an mehreren Krankenhäusern tätig sein.

Antragsbefugt im Hinblick auf die Anerkennung ist der niedergelassene Vertragsarzt als angehender Belegarzt, hingegen nicht das Krankenhaus. Sofern es sich um

---

[111] Nach BGH, Urteil vom 20.06.2006, Az.: III ZR 145/05, handelt es sich um einen Dauervertrag atypischen Inhalts; Bohle in: Huster/Kaltenborn, Krankenhausrecht, 2. Aufl. 2017, § 9 Rz. 21.

[112] OLG Karlsruhe, Urteil vom 16.05.2001, Az.: 7 U 46/99 = VersR 2003, S. 116 ff.; OLG Karlsruhe, Urteil vom 13.10.2004, Az.: 7 U 122/03 = VersR 2005, S. 1587 f.

[113] BGH, Urteil vom 16.04.1996, Az.: VI ZR 190/95; OLG Zweibrücken, Urteil vom 27.03.2012, Az.: 5 U 7/08.

[114] Vgl. auch Sonnhoff in: Hauck/Haines, SGB V, Stand: Februar 2014, § 121 Rz. 8 f.

1. Belegarztvertrag/Kooperativer Belegarztvertrag

Vertragsärzte oder angestellte Ärzte eines MVZ handelt, sind die Ausführungen unter II.2.1 heranzuziehen.

Die Anerkennung setzt gemäß §§ 38 ff. BMV-Ä in Verbindung mit § 121 Abs. 2 SGB V im Wesentlichen voraus, dass

- das Krankenhaus zur Krankenbehandlung zugelassen ist (§ 108 SGB V),

- an dem betreffenden Krankenhaus eine Belegabteilung der entsprechenden Fachrichtung nach Maßgabe der Gebietsbezeichnung (Schwerpunkt) der Weiterbildungsordnung in Übereinstimmung mit dem Krankenhausplan oder mit dem Versorgungsvertrag eingerichtet ist und der Praxissitz des Vertragsarztes im Einzugsbereich dieser Belegabteilung liegt (§ 40 Abs. 1 BMV-Ä),

- die stationäre Tätigkeit nicht das Schwergewicht der Gesamttätigkeit des Vertragsarztes bildet, so dass dieser im erforderlichen Maße auch der ambulanten Versorgung zur Verfügung steht,

- die persönliche Eignung gegeben ist,

- Wohnung und Praxis des Vertragsarztes so nahe am Krankenhaus liegen, dass die unverzügliche und ordnungsgemäße Versorgung der ambulant und stationär zu betreuenden Versicherten gewährleistet ist.

Gemäß § 39 Abs. 5, Nr. 1 bis 3 BMV-Ä ist als Belegarzt nicht geeignet,

- wer neben seiner ambulanten ärztlichen Tätigkeit eine anderweitige Nebentätigkeit ausübt, die eine ordnungsgemäße stationäre Versorgung von Patienten nicht gewährleistet, oder

- ein Arzt, bei dem wegen eines in seiner Person liegenden wichtigen Grundes die stationäre Versorgung der Patienten nicht gewährleistet ist,

- ein Arzt, dessen Wohnung und Praxis nicht so nahe am Krankenhaus liegen, dass die unverzügliche und ordnungsgemäße Versorgung der von ihm ambulant und stationär zu betreuenden Versicherten gewährleistet ist; hat der Arzt mehrere Betriebsstätten, gilt dies für die Betriebsstätte, in welcher hauptsächlich die vertragsärztliche Tätigkeit ausgeübt wird.[115]

---

[115] Nach BSG-Urteil vom 17.03.2021, Az.: B 6 KA 6/20 R, mit Verweis auf weitere Rechtsprechung, genügt den Vorgaben des § 39 Abs. 5 Nr. 3 BMV-Ä (Nähe zum Krankenhaus), wer innerhalb von 30 Minuten von seiner Wohnung und von seiner Praxis aus das Belegkrankenhaus erreichen kann.

Die zuständige Kassenärztliche Vereinigung kann die Anerkennung gemäß § 40 Abs. 5 Satz 2 BMV-Ä widerrufen, wenn entweder in der Person des Vertragsarztes ein wichtiger Grund vorliegt oder der Vertragsarzt seine Pflichten gröblich verletzt hat, so dass er für die weitere belegärztliche Tätigkeit ungeeignet ist.

Zu beachten ist außerdem, dass auch Medizinische Versorgungszentren (MVZ) durch die bei ihnen tätigen Ärzte belegärztliche Leistungen erbringen können. Ein speziell auf diese Konstellation ausgerichtetes Vertragsmuster ist unter II.2 „MVZ-Belegarztvertrag/Kooperativer Belegarztvertrag" abgedruckt.

Das Vertragsmuster ist auf den vertragsärztlich tätigen Belegarzt ausgelegt, kann aber in angepasster Form auch für rein privatärztlich tätige Ärzte verwendet werden. Besonderheiten, die ihren Ursprung im sozialrechtlichen Behandlungsverhältnis haben, wären in einem solchen Vertrag zu streichen (z.B. Mitwirkungspflichten des Belegarztes bei Abrechnungs- und Belegungsprüfungen durch den MD).

Schließen Krankenhausträger und Belegarzt weitere Kooperationsverträge ab, zum Beispiel einen Mietvertrag für den Betrieb einer Praxis im Krankenhaus, wäre darauf zu achten, dass einheitliche Bedingungen hinsichtlich der Dauer und Kündigung dieser Verträge gewählt werden.

1.1.2 Zulässigkeit von Einzel-Belegarztverträgen?

Die Etablierung des Leistungsgruppensystems gem. § 135e SGB V in Verbindung mit der länderspezifischen Krankenhausplanung wirft derzeit die Frage auf, ob die vorgegebene Anzahl von Fachärzten je Leistungsgruppe auch auf Belegabteilungen vorgehalten werden muss. In der Regel sehen die Leistungsgruppen mindestens drei Fachärzte vor. Dies würde bedeuten, dass zukünftig nur noch Belegabteilungen im kooperativen Belegarztsystem betrieben werden könnten und zwar mit mindestens drei Belegärzten. Eine Ausnahme könnte lediglich im Anwendungsbereich des § 115g SGB V (sektorenübergreifende Versorgungseinrichtungen) greifen, da hier die Qualitätsanforderungen durch GKV-SV und DKG in einer Vereinbarung bis zum Jahresende 2025 zu regeln sind.

Nach der Begründung zu § 115g SGB V ist bei „der Festlegung von Anforderungen an die Qualität sicherzustellen, dass für Leistungen, die den Leistungen der Leistungsgruppen Allgemeine Innere Medizin und Geriatrie nach § 135e Absatz 2 Satz 2 weitestgehend oder vollständig entsprechen, grundsätzlich die Qualitätskriterien nach § 135e Absatz 2 Satz 2 gelten".[116] Ferner heißt es, dass, soweit für Leistungen geringere Qualitätsanforderungen vereinbart werden als in den Qualitätskriterien nach § 135e Absatz 2 Satz 2 für die Leistungen der entsprechenden Leistungsgruppe festgelegt worden sind, dies im Einzelnen zu begründen und durch geeignete alternative Qualitätssicherungs- und Patientensicherheitsmaßnahmen, wie etwa die Vorhaltung

---

[116] BT-Drucksache 20/11854, S. 153.

eines umfassenden Qualitätsmanagements und eines Patientensicherheitsbeauftragten, auszugleichen ist.

1.1.3 Vergütung der Leistungen des Belegarztes

Im Hinblick auf die Vergütung der belegärztlichen Leistungen ist zwischen dem klassischen Belegarztmodell und dem sog. Honorarbelegarztmodell zu unterscheiden. Im klassischen Belegarztsystem werden die in § 18 Abs. 1 Satz 2 KHEntgG abschließend aufgezählten belegärztlichen Leistungen gemäß § 121 Abs. 3 Satz 1 SGB V aus der vertragsärztlichen Gesamtvergütung vergütet. Der Belegarzt rechnet seine Leistungen unmittelbar gegenüber der jeweils zuständigen Kassenärztlichen Vereinigung ab. Für die stationäre Versorgung der Belegpatienten werden gemäß § 18 Abs. 2 KHEntgG gesonderte Fallpauschalen und Zusatzentgelte bzw. für den psychiatrischen Bereich gesonderte Belegpflegesätze vereinbart, die das Krankenhaus unmittelbar gegenüber den zuständigen Krankenkassen abrechnet.

Im Hinblick auf die Vergütung von belegärztlichen Leistungen, die der Belegarzt in sektorenübergreifenden Versorgungseinrichtungen nach § 115g Abs. 1 Satz 4 SGB V erbringt, kommt ebenfalls § 121 Abs. 3 und 4 SGB V zur Anwendung. Die belegärztlichen Leistungen werden auch hier aus der vertragsärztlichen Gesamtvergütung vergütet. Es erfolgt eine unmittelbare Abrechnung der belegärztlichen Leistungen durch den Belegarzt gegenüber der jeweils zuständigen Kassenärztlichen Vereinigung. Für die in sektorenübergreifenden Versorgungseinrichtungen behandelten Belegpatienten wird nach § 18 Abs. 2 Satz 3 KHEntgG ein verringertes krankenhausindividuelles Tagesentgelt (§ 6c Abs. 1 Satz 2 Nummer 3 KHEntgG) vereinbart, das gegenüber den zuständigen Krankenkassen abzurechnen ist.

Seit dem Jahr 2009 ist abweichend von dieser Vergütungssystematik auch eine ausschließliche Abrechnung sämtlicher Leistungen durch das Krankenhaus gegenüber der Krankenkasse möglich. Mit dem Krankenhausfinanzierungsreformgesetz (KHRG)[117] wurde im Jahr 2009 durch Ergänzungen im SGB V sowie KHEntgG die Rechtsfigur des Belegarztes mit Honorarvertrag geschaffen.

Nach § 121 Abs. 5 SGB V können Krankenhäuser mit Belegbetten abweichend von den bisherigen Vergütungsregelungen zur Vergütung der belegärztlichen Leistungen mit Belegärzten Honorarverträge schließen. Für die von Belegärzten mit Honorarverträgen behandelten Belegpatienten ist dem Krankenhaus sodann gemäß § 18 Abs. 3 Satz 1 KHEntgG die Abrechnung der jeweiligen Fallpauschale der Hauptabteilung in Höhe von 80% möglich. Honorarverträge mit Belegärzten können auch von sektorenübergreifenden Versorgungseinrichtungen mit Belegbetten geschlossen werden. Nach § 18 Abs. 3 Satz 3 KHEntgG rechnen die sektorenübergreifenden Versorgungseinrichtungen bei Vorliegen von Honorarverträgen mit Belegärzten für die von diesen behandelten Belegpatienten die nach § 6c Abs. 1 Satz 2 Nummer 2 KHEntgG

---

[117] BGBl. I vom 24.03.2009, Seite 534.

vereinbarten krankenhausindividuellen Tagesentgelte ab. Die Belegärzte erhalten für ihre Leistungen vom Krankenhaus ein Honorar.[118]

Der Status des Vertragsarztes als Belegarzt bleibt bei dieser Variante erhalten; er ist weiterhin selbständig tätiger Vertragsarzt in der stationären belegärztlichen Versorgung, wenngleich seine stationären Leistungen nicht mehr Bestandteil der vertragsärztlichen Versorgung sind. Die Notwendigkeit der Belegarztanerkennung bleibt bei der Wahl dieser Honorarvariante unberührt. Der Unterschied zur klassischen belegärztlichen Versorgung besteht darin, dass der Honorarbelegarzt gegenüber dem Patienten bzw. der Kassenärztlichen Vereinigung keinen eigenen Vergütungsanspruch hat, sondern die Abrechnung allein über den Krankenhausträger erfolgt. Ein Belegarzt, der auf Basis des Honorarvertragsmodells stationäre Leistungen in einer Belegabteilung erbringt, muss gemäß § 39 Abs. 2 BMV-Ä der zuständigen Kassenärztlichen Vereinigung die Tätigkeit im Rahmen des Honorarvertragsmodells mitteilen. Die Kassenärztliche Vereinigung übermittelt diese Angaben an die Verbände der Krankenkassen.

Der Vertragsschluss des Patienten erfolgt im Honorarbelegmodell – wie im gespaltenen Krankenhausvertrag üblich – mit dem Krankenhaus einerseits und dem Belegarzt andererseits. Auch aus haftungsrechtlicher Sicht ergeben sich keine Besonderheiten, da der Honorarbelegarzt nach wie vor für seine ärztlichen Leistungen haftet.

Die Umstellung auf ein Honorarsystem ist eine Option der Belegabteilung eines Krankenhauses. Das Krankenhaus kann sein Wahlrecht jeweils nur für eine ganze Belegabteilung ausüben. Sofern die Option ausgeübt ist, gilt sie für alle Patienten (auch über die private Krankenversicherung versicherte Patienten) des betreffenden Belegarztes; das Wahlrecht kann nicht auf einzelne Patientengruppen oder einzelne Leistungen beschränkt werden. Nach dem Budgetrecht ist nur ein einheitliches Budget für die betroffene Abteilung möglich, ein Teilbudget gibt es nicht. Wird für die Belegabteilung ein Budget vereinbart, ist dies nur einheitlich und bezogen auf alle Patienten möglich.

Im Hinblick auf die Behandlung privat versicherter Patienten ist zu beachten, dass diese grundsätzlich auch eine Wahlleistungsvereinbarung mit dem Krankenhausträger abschließen können. Dies betrifft insbesondere die Wahlleistung Unterkunft, aber auch wahlärztliche Leistungen, da auch eine Restzuständigkeit des Krankenhausträgers im klassischen Belegarztwesen existiert, in dem zum Beispiel die Anästhesie grundsätzlich von der Hauptabteilung Anästhesiologie durchgeführt wird und der Patient gegebenenfalls wünscht, vom Chefarzt dieser Abteilung behandelt zu werden.

Wenn bereits Belegarztverträge nach klassischem Modell bestehen, wäre für den Umstieg auf das Honorarbelegmodell eine Anpassung der Verträge erforderlich. Da der

---

[118] Die Höhe des Honorars ist in den Grenzen der Vertragsfreiheit frei verhandelbar, s.a. Quaas, GesR 2009, 459.

Status des Belegarztes unberührt bleibt, sind lediglich in § 13 „Finanzielle Regelungen" Änderungen vorzunehmen. Insbesondere ist die Vergütung des Belegarztes für die stationäre Versorgung sowie das Prozedere der Abrechnung zu regeln.

1.1.4 Kooperativer Belegarztvertrag

Das Vertragsmuster eignet sich darüber hinaus für das **kooperative Belegarztwesen**. Dazu ist das Belegarztvertragsmuster um § 2a zu ergänzen, der zusätzliche Regelungen zur Kooperation enthält. Im kooperativen Belegarztwesen werden zur Betreuung der Patienten der Belegabteilung mehrere Belegärzte desselben Fachgebiets zugelassen, die zur Kooperation untereinander verpflichtet werden. Unbeschadet der in § 2 geregelten persönlichen Verantwortung jedes einzelnen Belegarztes betreut das Belegarztteam die Patienten gemeinsam.

Das kooperative Belegarztwesen ist in § 121 Abs. 1 Satz 2 SGB V insofern legal definiert, als Krankenhäuser Belegärzten gleicher Fachrichtung die Möglichkeit geben sollen, ihre Patienten gemeinsam zu behandeln.

Die Rechtsbeziehungen zwischen dem Krankenhausträger und den einzelnen Belegärzten sollten durch selbständige, in ihrem rechtlichen Bestand voneinander unabhängige Verträge geregelt werden, die aber zur Sicherstellung der Kooperation inhaltlich aufeinander abzustimmen sind und entsprechende Pflichten festlegen. Zu beachten ist insbesondere, Regelungen zum Betriebsablauf und zur Abwesenheit der Ärzte im Krankenhaus, zur gegenseitigen Assistenz, zur Leistung des Bereitschaftsdienstes sowie zur Vertretung bei Krankheit oder Ortsabwesenheit zu treffen. Auch vertragliche Festlegungen für die Zusammenarbeit der Belegärzte mit den angestellten Ärzten und anderen Mitarbeitern des Krankenhauses sind geboten.

Für den Krankenhausträger kann das kooperative Belegarztwesen ein attraktives Instrument sein, eine verbesserte fachärztliche Versorgung zu erreichen. Die gemeinsame Tätigkeit mehrerer Belegärzte gleicher Fachrichtung an einem Krankenhaus fordert allerdings in erhöhtem Maße Kooperations- und Koordinationsbereitschaft. Der BGH hat diesbezüglich entschieden, dass den im kooperativen Belegarztwesen verbundenen Ärzten dieselben Rechtsformen zur Organisation ihrer Zusammenarbeit offenstehen wie bei ambulanter ärztlicher Tätigkeit.[119]

1.1.5 Erbringung belegärztlicher Leistungen im Rahmen von § 115f SGB V – Spezielle sektorengleiche Vergütung (Hybrid-DRG)

Gemäß § 5 Abs. 4 der Vereinbarung zu der speziellen sektorengleichen Vergütung (Hybrid-DRG) gemäß § 115f SGB V für das Jahr 2025 (Hybrid-DRG-Vergütungsvereinbarung) sind die in der Anlage 2 der Vereinbarung aufgeführten Fallpauschalen für die gesamte Dauer der erbrachten Leistungen nach Anlage 1 der Vereinbarung unabhängig von der Anzahl der beteiligten Leistungserbringer nur einmal

---

[119] BGH, Urteil vom 08.11.2005, Az.: VI ZR 319/04 = VersR 2006, S. 361.

berechnungsfähig. Folge dieser Regelung ist jedoch, dass die klassische Abrechnung im Belegarztwesen im Bereich der Hybrid-DRG-Leistungserbringung nicht zur Anwendung kommen kann, da die im Belegarztwesen vorgesehene Splitting der Vergütung in die ärztliche Leistung des Belegarztes und die Beleg-DRG des Krankenhauses nicht möglich ist.

Werden Vertragsärzte im Bereich der Hybrid-DRG-Leistungserbringung nicht als Belegärzte, sondern in ihrer Eigenschaft als Vertragsärzte tätig, bestehen aber die üblichen Kooperationsmöglichkeiten zwischen Krankenhäusern und niedergelassenen Vertragsärzten. Handelt es sich beispielsweise um den Hybrid-Fall eines Vertragsarztes, der für die Behandlung die Infrastruktur des Krankenhauses benötigt (z.B. OP-Saal und nicht-ärztliches Personal), würde der Vertragsarzt die Hybrid-DRG auf dem für ihn vorgesehenen Abrechnungsweg in Rechnung stellen und mit dem Krankenhaus einen Vertrag über die Nutzung der Krankenhausinfrastruktur schließen, um auf diesem Wege dem Krankenhaus im Innenverhältnis hierfür ein Nutzungsentgelt zukommen zu lassen.

Dabei ist jedoch zu beachten, dass Vertragsärzte in ihrer Eigenschaft als Vertragsarzt nur ambulante Leistungen gemäß § 115f SGB V erbringen und die hierfür erforderliche Infrastruktur des Krankenhauses (z.B. OP-Saal und nicht-ärztliches Personal) in Anspruch nehmen können. Wird zusätzlich dazu für die Behandlung beispielsweise ein Krankenhausbett benötigt und in Anspruch genommen, dürfte dies nur durch einen Belegarzt und im Rahmen der Inanspruchnahme der Belegabteilung eines Krankenhauses erfolgen. Dies hätte aber bei Hybrid-Leistungen zur Folge, dass nur der Belegarzt die Hybrid-DRG abrechnen könnte und allenfalls die Möglichkeit bestünde, das Krankenhaus hieran im Innenverhältnis durch ein Nutzungsentgelt zu beteiligen.

Sofern es sich um den Hybrid-Fall eines Krankenhauses handelt, besteht umgekehrt auch die Möglichkeit, dass sich das Krankenhaus dafür z.B. die Anästhesie oder die Operationsleistung „einkauft". Ein niedergelassener Vertragsarzt könnte somit die Anästhesie oder die Operationsleistung auf Basis einer vertraglichen Abrede für das Krankenhaus erbringen und hierfür im Innenverhältnis eine Vergütung vom Krankenhaus erhalten. Das Krankenhaus würde in diesem Fall die Hybrid-DRG auf dem für das Krankenhaus vorgesehenen Abrechnungsweg in Rechnung stellen. Im Rahmen einer derartigen Zusammenarbeit zwischen Krankenhäusern und Vertragsärzten sind grundsätzlich je nach Ausgestaltung der Zusammenarbeit Compliance-Gesichtspunkte („Zuweisung gegen Entgelt") sowie die Problematik der sozialversicherungspflichtigen Beschäftigung von Honorarärzten zu berücksichtigen.

Bitte beachten:

Die in dem Muster selbst oder in den Endnoten gemachten Anmerkungen sind unbedingt zu beachten, da teilweise eine Unterscheidung zu treffen ist bzw. es an einigen Stellen einer individuellen Ausgestaltung bedarf.

1.2 Mustervertrag

Belegarztvertrag/Kooperativer Belegarztvertrag

Zwischen dem Krankenhausträger _____

vertreten durch _____

und

Herrn/Frau Dr. med. _____ in _____ Belegarzt (-ärztin)

wird folgender

Vertrag

geschlossen:

§ 1
Tätigkeit des Belegarztes

(1) Herr/Frau Dr. med. _____, geb. am _____

in _____, Arzt/Ärztin für _____

übernimmt es, ab _____ als Belegarzt(-ärztin) der

Abteilung für _____ des

Krankenhauses _____ Patienten stationär

zu behandeln.

(2) Nach § 18 Abs. 1 Satz 2 KHEntgG[1] / § 16 BPflV sind Leistungen des Belegarztes

1. seine persönlichen Leistungen[2],

2. der ärztliche Bereitschaftsdienst für Belegpatienten,

3. die von ihm veranlassten Leistungen nachgeordneter Ärzte des Krankenhauses, die bei der Behandlung seiner Belegpatienten in demselben Fachgebiet wie der Belegarzt tätig werden,

4. die von ihm veranlassten Leistungen von Ärzten und ärztlich geleiteten Einrichtungen außerhalb des Krankenhauses.

§ 2
Stellung des Belegarztes

Der Belegarzt ist als freiberuflich tätiger Arzt für eine den Erkenntnissen der medizinischen Wissenschaft entsprechende ärztliche Behandlung seiner Patienten verantwortlich; er schließt mit den Patienten den Vertrag über die ärztliche Behandlung.[3] In seiner ärztlichen Verantwortung ist der Belegarzt unabhängig und nur dem Gesetz unterworfen. Der Belegarzt steht zum Krankenhausträger weder in einem Anstellungsverhältnis noch in einem arbeitnehmerähnlichen Verhältnis.[4]

Beachte: § 2a ist nur im Falle des kooperativen Belegarztwesens zu ergänzen. Ansonsten weiter mit § 3.

§ 2a
Kooperation

(1) Es wird ein Team von Belegärzten gebildet, um das Wissen und Können mehrerer spezialisierter Ärzte zu vereinen. Der Belegarzt verpflichtet sich, ein hohes Maß an Kooperationsbereitschaft und Kooperationsfähigkeit einzubringen.

(2) Die Patienten der in § 1 Abs. 1 genannten Belegabteilung werden durch mehrere Belegärzte der gleichen Fachrichtung gemeinsam versorgt; jedoch bleibt jeder Belegarzt für die von ihm eingewiesenen oder ihm zugewiesenen Patienten verantwortlich.

(3) Über die Zusammenarbeit schließen die Belegärzte der Abteilung im Einvernehmen mit dem Krankenhausträger eine schriftliche Vereinbarung. Darin ist unter Berücksichtigung der Bestimmungen des Vertrages insbesondere zu regeln:

1. Belegarztvertrag/Kooperativer Belegarztvertrag

1. die Aufgabenverteilung innerhalb der Abteilung;

2. die gegenseitige Konsultation, die Unterstützung bei Eingriffen und anderen ärztlichen Verrichtungen, ggf. auch deren Übernahme[5];

3. die gemeinschaftliche Nutzung von Räumen und Einrichtungen (OP-Räume, Instrumentarium usw.) des Krankenhauses;

4. die Regelung der Sicherstellung der durchgehenden ärztlichen Versorgung und die Vertretung bei Abwesenheit;

5. die Grundsätze und das Verfahren für die Bettenbelegung in der Abteilung; dabei sind die §§ 2, 3 Abs. 1, Abs. 3 und Abs. 4 sowie 11 Abs. 1, Abs. 2 und Abs. 4 zu beachten;

6. die Aufbringung und Verteilung gemeinsam zu tragender Kosten (§ 13 Abs. 3);

7. die Durchführung und Dokumentation der mit dem Patienten zu führenden bzw. geführten Aufklärung.

(4) Kommt eine Vereinbarung nach Abs. 3 innerhalb einer Frist von drei Monaten nicht zustande, so kann der Krankenhausträger nach Anhörung der Belegärzte und unter Berücksichtigung von § 19 Abs. 1 eine Belegarztordnung erlassen und in dieser die in Abs. 3 aufgeführten Regelungen treffen.

(5) Soweit nicht in diesem Vertrag (zwischen Krankenhausträger und Belegarzt) etwas anderes ausdrücklich verankert ist, haften die Belegärzte der Abteilung gesamtschuldnerisch gegenüber dem Krankenhaus.

(6) Die Belegärzte der Abteilung wählen aus ihrer Mitte für die Dauer von jeweils drei Jahren[6] den ärztlichen Leiter der Belegabteilung mit Zustimmung des Krankenhausträgers. Der ärztliche Leiter der Belegabteilung koordiniert die Tätigkeit der Belegärzte der Abteilung. Er ist außerdem für die Einhaltung der Hygienevorschriften in der Abteilung verantwortlich. Die vom Krankenhausträger erlassenen allgemeinen Hygienerichtlinien und die vom leitenden Arzt des Krankenhauses im Einzelfall getroffenen Regelungen sind dabei zu beachten.

§ 3
Rechte und Pflichten des Belegarztes

(1) Der Belegarzt ist nach Maßgabe der vom Träger bestimmten Aufgabenstellung und Zielsetzung des Krankenhauses und der Abteilung für die medizinische Versorgung seiner Patienten zuständig. Er hat die zur Sicherstellung des ärztlichen Bereitschaftsdienstes notwendigen Vorkehrungen zu treffen und die für seine Leistungsgruppe maßgeblichen Qualitätsvoraussetzungen und Mindestanforderungen gem. § 135e SGB V zu erfüllen.[7]

(2) Über die Aufnahme, Beurlaubung und Entlassung von Patienten entscheidet der Belegarzt in seiner ärztlichen Verantwortung unter Beachtung des Wirtschaftlichkeitsgebots (§ 10).

(3) Der Belegarzt verpflichtet sich, seine belegärztlichen Leistungen ausschließlich in diesem Krankenhaus mit dessen Geräten und Einrichtungen durchzuführen.[8]

(4) Der Belegarzt hat die für seinen Arbeitsbereich geltenden Hygienevorschriften, die vom Krankenhausträger erlassenen allgemeinen Hygienerichtlinien und die vom leitenden Arzt des Krankenhauses im Einzelfall getroffenen Regelungen zu beachten und entsprechende organisatorische Vorkehrungen zu treffen.

(5) Während der Nutzung der Geräte und Einrichtungen des Krankenhauses ist der Belegarzt Anwender im Sinne der medizintechnischen Vorschriften. Er muss über die erforderliche Ausbildung oder Kenntnis und Erfahrung bei der Anwendung von Medizinprodukten verfügen. Der Belegarzt hat gerätebedingte Funktionsausfälle oder -störungen sowie andere Vorkommnisse, die für den sicheren Betrieb des Medizinprodukts maßgebend sind, dem Krankenhaus unverzüglich anzuzeigen. Der Belegarzt ist verpflichtet, sich vor der Anwendung von der Funktionsfähigkeit und dem ordnungsgemäßen Zustand des Medizinprodukts zu überzeugen. Die Anwendung von Medizinprodukten der Anlage 1 der Medizinprodukte-Betreiberverordnung darf nur erfolgen, wenn der Anwender in die sachgerechte Handhabung eingewiesen worden ist. Die Einweisung kann entweder durch den Hersteller oder den Medizinproduktebeauftragten des Krankenhauses erfolgen. Der Belegarzt hat die Einweisung gegenüber dem Krankenhaus nachzuweisen.[9]

§ 4
Belegung der Abteilung

(1) Der Krankenhausträger stellt dem Belegarzt zur stationären Behandlung seiner Patienten _____ Betten[10] zur Verfügung. Die Belegung erfolgt nach Maßgabe der Allgemeinen Vertragsbedingungen (AVB) des Krankenhauses.

(2) Es besteht kein Anspruch auf ständige Überlassung einer bestimmten Anzahl von Betten für den Belegarzt. Über unbelegte Betten kann das Krankenhaus im Benehmen mit dem Belegarzt vorübergehend anderweitig verfügen.

§ 5
Mitteilungspflichten des Belegarztes

(1) Soweit der Krankenhausträger zur Betriebsführung (z.B. Kosten- und Leistungsrechnung, statistische Zwecke), zur Erhebung seiner Entgelte u.ä. Angaben braucht, ist der Belegarzt verpflichtet, der Krankenhausverwaltung diese Angaben, insbesondere auch über die in Betracht kommenden Leistungsziffern des entsprechenden Leistungsverzeichnisses, zu machen oder der Krankenhausverwaltung die hierzu erforderlichen Unterlagen zur Verfügung zu stellen. Die ärztliche Schweigepflicht und die Vorschriften über den Datenschutz bleiben unberührt.

(2) Der Belegarzt hat die ärztlichen Anzeige-, Melde- und Auskunftspflichten bezüglich seiner Patienten zu erfüllen und die für den ärztlichen Bereich geltenden Vorschriften und Anordnungen einzuhalten. Dies gilt auch für gesetzliche oder untergesetzliche Informationspflichten gegenüber dem Patienten sowie die Erstellung hierzu ggf. erforderlicher Dokumente, die in den Arbeitsbereich des Belegarztes fallen.[11] Soweit die Voraussetzungen des § 276 Abs. 4, 4a SGB V vorliegen, ist der Belegarzt verpflichtet, dem Medizinischen Dienst die Einsichtnahme in die stationären Krankenunterlagen gemäß § 6 Abs. 2 zu gestatten.

(3) Kommen im Anschluss an die Krankenhausbehandlung Rehabilitationsmaßnahmen für den Patienten in Betracht, gibt der Belegarzt mit Einverständnis des Patienten der Krankenkasse hiervon Mitteilung.

(4) Unterliegen Leistungen oder Tätigkeiten des Belegarztes nach Bundes- oder Landesrecht verpflichtenden Maßnahmen zur Qualitätssicherung, gibt der Belegarzt diese Ergebnisse der Qualitätssicherungsmaßnahmen oder der Qualitätsprüfungen dem Krankenhaus umgehend zur Kenntnis und legt den Bericht vor.

§ 6
Dokumentation

(1) Der Belegarzt hat die gegenüber den Patienten und deren Angehörigen bestehenden Aufklärungs- und Dokumentationspflichten zu erfüllen.[12]

(2) Der Belegarzt verpflichtet sich, für jeden seiner Patienten den stationären Krankheitsverlauf (Krankengeschichte) einschließlich der pflegerischen Belange zu dokumentieren und diese Dokumentation dem Krankenhaus zur Aufbewahrung zu überlassen. Die Dokumentation muss die Vermerke über das mit dem Patienten geführte Aufklärungsgespräch enthalten. Die Notwendigkeit und Dauer der stationären Behandlung des Patienten ist ebenfalls zu dokumentieren. Diese Dokumentation wird unter Sicherung der ärztlichen Dokumentations- und Schweigepflicht im Krankenhaus aufbewahrt.

(3) Die Auswertung des stationären Krankheitsverlaufs steht nur dem Belegarzt zu. Nach Beendigung des Vertragsverhältnisses geht dieses Recht auf den weiterbehandelnden Arzt des Krankenhauses über. Der ausgeschiedene Belegarzt bleibt jedoch zur Auswertung insoweit berechtigt, als dies zur Weiter- oder Nachbehandlung der betroffenen Patienten, zur Erstattung von Gutachten sowie zur Auswertung in wissenschaftlichem Interesse notwendig ist.

(4) Die vorstehenden Bestimmungen gelten auch für im Zusammenhang mit der belegärztlichen Versorgung veranlasste bildgebende Verfahren, Elektrokardiogramme und sonstige Belege sowie Abschriften, Ablichtungen und Auszüge, die im Krankenhaus angefertigt worden sind.

§ 7
Verschwiegenheit

(1) Der Belegarzt hat über alle Angelegenheiten, von denen er durch seine Tätigkeit im Krankenhaus Kenntnis erhält – auch nach Beendigung seiner Tätigkeit -, Verschwiegenheit zu bewahren, sofern sie nicht allgemein bekannt sind oder eine Rechtspflicht zur Auskunft besteht.

(2) Der Belegarzt verpflichtet sich ferner, seine Mitarbeiter, die Kenntnis von solchen Daten und Informationen erhalten, im Rahmen der gesetzlichen Möglichkeiten zu einer entsprechenden Geheimhaltung – auch für die Zeit nach Beendigung ihrer Tätigkeit – zu verpflichten.

§ 8
Ausstattung der Belegabteilung

(1) Der Krankenhausträger stellt dem Belegarzt zur sachgemäßen Durchführung seiner ärztlichen Tätigkeit die Standardausrüstung an Einrichtungsgegenständen, insbesondere an Apparaten und Instrumenten, in möglichem Umfang zur Verfügung. Auf das Fehlen objektiv erforderlicher medizinischer Einrichtungen, Apparate und Instrumente hat der Belegarzt den Krankenhausträger unverzüglich hinzuweisen.[13] Der Belegarzt hat für den einwandfreien Zustand der medizinischen Einrichtungen, Apparate und Instrumente zu sorgen; soweit für die Beseitigung von Mängeln das Krankenhaus zuständig ist, sind diese unverzüglich der Krankenhausseite anzuzeigen. In seinem Arbeitsbereich darf der Belegarzt eigene Einrichtungsgegenstände nur im Einvernehmen mit dem Krankenhaus verwenden.[14]

(2) Über die Ergänzung der Standardeinrichtung nach gesicherten medizinisch-wissenschaftlichen Erkenntnissen und des dafür notwendigen Personals entscheidet auf Antrag des Belegarztes das Krankenhaus unter Berücksichtigung der Zumutbarkeit für den Träger sowie unter Beachtung des Wirtschaftlichkeitsgebots.

§ 9
Qualitätssicherung

Der Belegarzt hat an Qualitätssicherungsmaßnahmen und der Umsetzung der Qualitätsanforderungen des Krankenhausträgers mitzuwirken. Er ist in seinem Organisationsbereich verantwortlich für die Einhaltung der bundes- und landesgesetzlichen Qualitätsanforderungen, für die Richtigkeit der Dokumentation der für die Qualitätssicherung notwendigen Daten und stellt dem Krankenhausträger die für die Qualitätssicherung notwendigen Daten unverzüglich zur Verfügung.[15] Die näheren Anforderungen an die Form legt der Krankenhausträger fest.

§ 10
Wirtschaftlichkeitsgebot

(1) Der Belegarzt hat seine Leistungen ausreichend, zweckmäßig und wirtschaftlich im Rahmen des ärztlich Notwendigen und der Aufgabenstellung des Krankenhauses zu erbringen. Er hat insbesondere mit der gebotenen Sorgfalt zu prüfen, ob eine stationäre Behandlung der Patienten medizinisch erforderlich ist. Die Versorgung der Patienten mit Medikamenten, Heilmitteln u.ä. muss ausreichend, zweckmäßig und wirtschaftlich sein. Leistungen, die für die Erzielung des Heilerfolgs oder zur Linderung der Krankheitsfolgen nicht notwendig oder unwirtschaftlich sind, dürfen zu Lasten des Krankenhauses oder eines Sozialleistungsträgers

nicht verordnet werden. Der Belegarzt ist außerdem in gleichem Maße für einen wirtschaftlichen Mitteleinsatz durch die nach seinen Weisungen handelnden Personen verantwortlich.

(2) Bei Abrechnungs- und Belegungsprüfungen durch den Medizinischen Dienst (MD) ist der Belegarzt zur Mitwirkung verpflichtet.

§ 11
Zusammenarbeit/Meinungsverschiedenheiten

(1) Der Belegarzt verpflichtet sich zur vertrauensvollen Zusammenarbeit mit den anderen leitenden Abteilungsärzten, den sonstigen Mitarbeitern des Krankenhauses, dem Krankenhausträger sowie den Mitgliedern der Krankenhausleitung. Der Krankenhausträger verpflichtet sich, den Belegarzt rechtzeitig über die seine Abteilung betreffenden wesentlichen organisatorischen Maßnahmen zu unterrichten und diesen zu Besprechungen mit den leitenden Abteilungsärzten einzuladen. Der Belegarzt wird die Behandlung seiner Patienten im kollegialen Zusammenwirken mit den anderen leitenden Krankenhausärzten so einrichten, dass sich seine Tätigkeit sinnvoll in die Aufgaben und in den Arbeitsablauf des Krankenhauses eingliedert.

(2) Der Belegarzt verpflichtet sich ferner, mit den weiteren am Krankenhaus zugelassenen Belegärzten derselben und anderer Fachrichtungen vertrauensvoll zusammenzuarbeiten. Dies gilt insbesondere für

1. die gegenseitige Konsultation, die Unterstützung bei Eingriffen und anderen ärztlichen Verrichtungen;

2. die gemeinschaftliche Benutzung von Räumen und Einrichtung (OP-Räume, Instrumentarium usw.) des Krankenhauses;

3. die Regelung der Sicherstellung der durchgehenden ärztlichen Versorgung und die Vertretung bei Abwesenheit;

4. die wirtschaftliche Ausnutzung der überlassenen Belegbetten.

(3) Auf Verlangen der anderen Krankenhausärzte ist der Belegarzt auf seinem Gebiet auch zur Beratung und Behandlung stationärer Patienten in anderen Abteilungen verpflichtet. Für den Fall der Behandlung verpflichtet sich der Belegarzt, die gegenüber dem Patienten bestehenden Aufklärungspflichten zu erfüllen und dies in der Krankengeschichte zu vermerken. Der Belegarzt hat die für die Dokumentation erforderlichen Aufzeichnungen dem leitenden Arzt der anderen Abteilung zur Vereinigung mit der von diesem geführten Krankengeschichte zu übergeben.

(4) Können Meinungsverschiedenheiten zwischen dem Belegarzt und anderen am Krankenhaus tätigen Ärzten nicht vom leitenden Arzt des Krankenhauses beigelegt werden, so entscheidet der _____ [16]; dieser entscheidet auch über Meinungsverschiedenheiten zwischen dem Belegarzt und den Mitgliedern der Krankenhausleitung. Die Entscheidung erfolgt nach Anhörung der Beteiligten.[17]

§ 12
Personalangelegenheiten

(1) Der für eine ordnungsgemäße Versorgung seiner Patienten erforderliche Stellvertreter, die nachgeordneten Ärzte und Schreibkräfte sind vom Belegarzt anzustellen und zu vergüten.

Alternative:
Die für eine ordnungsgemäße Versorgung erforderlichen nachgeordneten Ärzte und Schreibkräfte werden vom Krankenhausträger gegen volle Kostenerstattung nach Anhörung[18] angestellt.

(2) Der Belegarzt macht dem Krankenhaus rechtzeitig Mitteilung, wenn er von ihm angestellte Hilfskräfte im Krankenhaus einsetzen will. Das Krankenhaus kann im Einzelfall dem Einsatz einer bestimmten Person widersprechen, wenn ein wichtiger Grund vorliegt.

(3) Wenn dem Krankenhaus aus dem Einsatz einer vom Belegarzt angestellten Hilfskraft ein Aufwand oder ein Schaden entsteht, ist der Belegarzt dem Krankenhausträger zum Ersatz verpflichtet.

(4) Der Belegarzt ist in seinem Arbeitsbereich gegenüber dem vom Krankenhausträger zur Verfügung gestellten Personal – unbeschadet der Befugnisse der Mitglieder der Krankenhausleitung – unter Beachtung der Arbeitsverträge und der fachlichen Kompetenz der angewiesenen Personen fachlich weisungsbefugt.[19] Mit Aufnahme seiner belegärztlichen Tätigkeit ist der Belegarzt verpflichtet, diesem Personal in schriftlicher Form Anweisungen zu erteilen, unter welchen Voraussetzungen er selbst oder der ärztliche Bereitschaftsdienst des Krankenhauses zu benachrichtigen ist.

Auf Verlangen des Krankenhausträgers hat der Belegarzt unter Beachtung der arbeitsrechtlichen Grundsätze über die Zeugniserteilung eine fachliche Beurteilung über die vom Krankenhaus angestellten Mitarbeiter abzugeben.

(5) Der Belegarzt verpflichtet sich, in zumutbarem Umfang, insbesondere unter Berücksichtigung seiner vertragsärztlichen Verpflichtung[20], an der Fortbildung des ärztlichen, pflegerischen und medizinisch-technischen Krankenhauspersonals im

Rahmen seines Fachgebiets mitzuwirken und auf Verlangen des Krankenhausträgers ärztlichen Unterricht an einer Krankenpflege- oder ähnlichen Schule des Krankenhauses zu erteilen.

§ 13
Finanzielle Regelungen

(1) Der Belegarzt berechnet die von ihm im Rahmen des Vertrages erbrachten ärztlichen Leistungen unmittelbar gegenüber dem Patienten, der Kassenärztlichen Vereinigung oder dem sonst für den Patienten eintretenden Zahlungspflichtigen.

(2) Das Liquidationsrecht steht ihm auch bei ärztlichen Leistungen zu, die unter seiner Aufsicht und Verantwortung von solchen Ärzten oder Hilfspersonen erbracht werden, die von ihm die Vergütung für diese Dienste erhalten oder für die er dem Krankenhaus den Aufwand ersetzt.

(3) Soweit der Belegarzt zur Erbringung seiner Leistungen Ärzte des Krankenhauses in Anspruch nimmt, ist er verpflichtet, dem Krankenhaus im Rahmen des § 19 Abs. 1 KHEntgG die entstehenden Kosten zu erstatten. Hierzu gehören insbesondere die Kosten des ärztlichen Bereitschaftsdienstes für die Belegpatienten, sofern der Belegarzt ihn nicht selbst stellt. Die Kostenerstattung kann pauschaliert werden.[21), 22)]

(4) In seinem Arbeitsbereich stellt der Belegarzt den Bürobedarf (Schreibmaterialien, Vordrucke, Postwertzeichen, Telefon u.ä.) selbst; soweit diese Materialien ausnahmsweise den Beständen des Krankenhauses entnommen werden, sind sie unverzüglich in natura zu ersetzen oder mit dem Einstandspreis des Krankenhauses zu erstatten.[21), 22)]

(5) Abrechnungszeitraum für den Erstattungsbetrag nach Absatz 3 ist das Kalenderjahr.

(6) Bis zur Schlussabrechnung sind quartalsweise Abschlagszahlungen in Höhe von drei Zwölfteln des voraussichtlichen Jahresbetrages zu leisten; die Abschlags- und die Schlusszahlungen sind jeweils einen Monat nach Zustellung der Rechnung fällig.

(7) Der Belegarzt erhält für die konsiliarische Beratung und Behandlung stationärer Patienten sowie den ärztlichen Unterricht (§§ 11 Abs. 3, 12 Abs. 5) vom Krankenhaus eine Vergütung.[23)] Dieser Vergütungsanspruch gegenüber dem Krankenhaus wird nur gewährt, wenn keine Vergütungsansprüche bei konsiliarischen ärztlichen Leistungen gegenüber Dritten bestehen. Für die Fortbildung des Personals erhält der Belegarzt keine Vergütung.[24)]

> *Alternative:*
> *Der Belegarzt erhält für die konsiliarische Beratung und Behandlung stationärer Patienten, für die Fortbildung des Personals und den ärztlichen Unterricht (§§ 11 Abs. 3, 12 Abs. 5) keine Vergütung.*[24] *Vergütungsansprüche bei konsiliarischen ärztlichen Leistungen gegenüber Dritten bleiben unberührt.*

Im Falle eines Honorarbelegarztvertrages:

§ 13
Finanzielle Regelungen

(1) Der Belegarzt berechnet das Entgelt für seine ärztlichen Leistungen bei allen Patienten gegenüber dem Krankenhaus; der Belegarzt erhält ein Entgelt in Höhe von _____ [25]

(2) Die gegenüber dem Krankenhaus abzurechnenden Entgelte sind jeweils zum Ende eines Monats in Rechnung zu stellen und werden einen Monat nach Zustellung der Rechnung fällig.

(3) Der Belegarzt erhält für die konsiliarische Beratung und Behandlung stationärer Patienten sowie den ärztlichen Unterricht (§§ 11 Abs. 3, 12 Abs. 5) vom Krankenhaus eine Vergütung. Dieser Vergütungsanspruch gegenüber dem Krankenhaus wird nur gewährt, wenn keine Vergütungsansprüche bei konsiliarischen ärztlichen Leistungen gegenüber Dritten bestehen. Für die Fortbildung des Personals erhält der Belegarzt keine Vergütung.

§ 14
Abwesenheit/Vertretung

(1) Für die Zeit seiner Abwesenheit wegen Krankheit oder Urlaub oder Teilnahme an Fortbildungsveranstaltungen regelt der Belegarzt seine Vertretung im Einvernehmen mit dem Krankenhaus.

(2) Beginn und Dauer der Abwesenheit sind der Krankenhausleitung mindestens zwei Wochen vorher anzuzeigen; bei unvorhergesehener Abwesenheit (z.B. im Fall einer Erkrankung) hat der Belegarzt die Anzeige unverzüglich und unter Angabe, wie er seine Vertretung regeln will, zu übermitteln.

§ 15
Haftung und Versicherungsschutz

(1) Der Belegarzt haftet gegenüber dem Patienten unmittelbar für alle Schäden, die bei der ärztlichen Versorgung sowie ggf. bei Ansprüchen aus Verletzung der Aufklärungspflicht gegenüber dem Patienten eintreten, gleichgültig, ob sie von ihm selbst oder von seinen Erfüllungsgehilfen verschuldet sind. Mitarbeiter des Krankenhauses, die bei der ärztlichen Versorgung mitwirken oder solche Leistungen erbringen, die zum Verantwortungsbereich des Belegarztes gehören, sind insoweit Erfüllungsgehilfen des Belegarztes.[26]

(2) Der Belegarzt hat für seine Tätigkeit und für die Tätigkeit seiner Erfüllungsgehilfen eine ausreichende Haftpflichtversicherung abzuschließen und dem Krankenhaus den Abschluss der Versicherung auf Verlangen nachzuweisen.[27, 28]

§ 16
Ambulante Tätigkeit[29]

(1) Die ambulante Behandlung von Patienten im Krankenhaus ist in einer gesonderten Vereinbarung zu regeln.[30, 31] Dies gilt nicht für die Behandlung von Notfällen.

(2) Soweit der Belegarzt in Notfällen oder im Rahmen einer ihm genehmigten ambulanten Behandlung Krankenhauseinrichtungen und Krankenhauspersonal in Anspruch nimmt, hat er dem Krankenhausträger die insoweit entstehenden Kosten zu erstatten.[32]

§ 17
Organisatorische Regelungen

(1) Der Krankenhausträger kann nach Anhörung des Belegarztes die Zahl der Betten der Abteilung verringern, ohne dass es einer Vertragskündigung bedarf, soweit der Belegarzt die ihm zur Verfügung gestellten Betten nicht nur vorübergehend ungenutzt lässt.[33, 34]

(2) Es steht dem Krankenhausträger frei, nach Anhörung des Belegarztes weitere Ärzte auch desselben Fachgebietes als Belegärzte zuzulassen.

§ 18
Vertragsdauer

(1) Der Vertrag tritt am _____ [*Datum*] in Kraft; er wird auf unbestimmte Zeit geschlossen. Er endet spätestens am _____ [*Datum*].[35]

(2) Der Vertrag kann innerhalb der ersten sechs Monate mit einer Frist von einem Monat zum Monatsende, danach nur mit einer Frist von sechs Monaten zum Quartalsende gekündigt werden.[36] Nach einer fünfjährigen Vertragsdauer beträgt die Kündigungsfrist zwölf Monate zum Quartalsende. Arbeitsrechtliche Vorschriften, wie z.B. das Kündigungsschutzgesetz, finden keine Anwendung.

(3) Das Recht zur außerordentlichen Kündigung des Vertrages aus wichtigem Grund bleibt unberührt (z.B. bei Wegfall der Zulassung zur kassen-/vertragsärztlichen Versorgung als Belegarzt).

(4) Die Kündigung bedarf der Schriftform.

§ 19
Schlussbestimmungen

(1) Der Krankenhausträger kann im Rahmen seines Organisationsrechts Satzungen, Hausordnungen u.ä. Regelungen erlassen. Dadurch dürfen aber weder die vertraglichen Rechte des Belegarztes geschmälert noch seine vertraglichen Pflichten erweitert werden.

(2) Der Belegarzt hat die in der Anlage zu diesem Vertrag aufgeführten Geräte, Instrumente und Einrichtungsgegenstände in das Krankenhaus eingebracht. Es wird ausdrücklich festgestellt, dass die in der Anlage aufgeführten Gegenstände Eigentum des Belegarztes sind und bleiben.

(3) Erfüllungsort ist _____ [*Stadt*].

§ 20
Schriftform

Nebenabreden, Änderungen und Ergänzungen zu diesem Vertrag bedürfen zu ihrer Wirksamkeit der Schriftform. Diese Regelung gilt auch für die Aufhebung dieser Schriftformklausel.

§ 21
Salvatorische Klausel

Sollten einzelne Klauseln oder Bestimmungen dieses Vertrages ganz oder teilweise unwirksam sein oder werden oder weist dieser Vertrag Lücken auf, so wird hierdurch die Wirksamkeit des Vertrages im Übrigen nicht berührt. Für diesen Fall verpflichten sich die Parteien, anstelle der unwirksamen Bestimmung rückwirkend eine wirksame Bestimmung zu vereinbaren, welche dem Sinn und Zweck der unwirksamen Bestimmung möglichst nahekommt. Im Falle einer Lücke werden sie eine Bestimmung vereinbaren, die dem entspricht, was nach Sinn und Zweck dieses Vertrages vereinbart worden wäre, wenn die Angelegenheit bedacht worden wäre.

_____ [Ort], den _____ [Datum]

_____ [Unterschrift Krankenhausträger]

_____ [Ort], den _____ [Datum]

_____ [Unterschrift Belegarzt(-ärztin)]

Anlage: Eingebrachte Geräte, Instrumente und Einrichtungsgegenstände des Belegarztes

1.3 Anmerkungen

1) Es gelten das KHEntgG bzw. die BPflV in der jeweils gültigen Fassung.

2) Soweit ein Krankenhaus über eine hauptamtlich geführte Anästhesieabteilung verfügt, zählen die Anästhesieleistungen zu den allgemeinen Krankenhausleistungen. Für erbrachte Anästhesieleistungen erhält der Belegarzt vom Krankenhaus keine Vergütung.

3) Ausgangspunkt ist ein gespaltenes Vertragsverhältnis:
   - Vertrag zwischen Belegarzt und Patient über belegärztliche Leistungen
   - Vertrag zwischen Krankenhaus und Patient über allgemeine Krankenhausleistungen i.S. von § 2 Abs. 2 KHEntgG, ausgenommen belegärztliche Leistungen, bzw. Vertragsverhältnis zwischen Krankenhaus und dem für den Patienten eintretenden Kostenträger.

4) Krankenanstalten, die dem kirchlichen Gesetz unterstehen, können, wenn sie hierfür ein Bedürfnis sehen, hinter dem Satz 3 noch einfügen: „Er hat bei seiner ärztlichen Tätigkeit auch die Vorschriften des katholischen/evangelischen Kirchenrechts zu beachten und ...".

5) D.h. mit Zustimmung des Patienten; kassenärztliche Bestimmungen sind ferner zu beachten.

6) Abweichende Zeitspannen sind möglich.

7) In einer Rechtsverordnung sind die von der Krankenhausbehandlung umfassten Leistungen in Leistungsgruppen einzuteilen und für jede Leistungsgruppe sind Qualitätskriterien festzulegen. Die Rechtsverordnung ist erstmals bis zum 31.03.2025 mit Wirkung zum 01.01.2027 zu erlassen. Erbringen Krankenhäuser mindestens eine Leistung aus einer Leistungsgruppe, haben sie nach § 135e Abs. 2 SGB V die für diese Leistungsgruppe maßgeblichen Qualitätskriterien am jeweiligen Krankenhausstandort zu erfüllen. Nach § 135e Abs. 4 SGB V sind bis zum 31.12.2026 die in Anlage 1 zu § 135e SGB V genannten Leistungsgruppen maßgeblich. Hinsichtlich der für eine Leistungsgruppe als Mindestvoraussetzungen genannten Qualitätskriterien ist § 135e Abs. 4 Satz 2 SGB V heranzuziehen.

8) Dies schließt selbstverständlich nicht aus, dass der Belegarzt bei sachlicher Notwendigkeit den Patienten in ein anderes Krankenhaus verlegt.

9) Eine derartige Regelung ist für den Fall erforderlich, dass der Belegarzt zur Behandlung seiner Patienten Geräte und Einrichtungen des Krankenhauses verwendet, die unter den Anwendungsbereich des Medizinprodukterechts fallen. Ein nach dem Medizinprodukterecht zu meldendes „Vorkommnis" wird in § 2 Medizinprodukte-Anwendermelde- und Informationsverordnung (MPAMIV) näher

definiert. Unter dem Begriff des „Medizinproduktebeauftragten" ist die vom Medizinproduktebetreiber beauftragte Person im Sinne des § 11 Abs. 1 Medizinprodukte-Betreiberverordnung (MPBetreibV) zu verstehen. Im Hinblick auf die Einweisung des Anwenders im Sinne von § 11 Abs. 1 Nr. 2 und Abs. 2 MPBetreibV sollte von Seiten des Krankenhauses sichergestellt werden, dass das Medizinprodukt erst dann angewendet wird, wenn die erforderliche Einweisung in die sachgerechte Handhabung erfolgt ist.

Entsprechende Pflichten ergeben sich auch aus den strahlenschutztechnischen Vorschriften (Röntgenverordnung, Strahlenschutzverordnung), wenn der Belegarzt bei der Behandlung seiner Patienten Geräte verwendet, die unter den Anwendungsbereich dieser Vorschriften fallen. Eine Regelung für diesen Sachverhalt findet sich in § 5 Abs. 4 des Mustervertrages über die (Mit-) Nutzung der Infrastruktur des Krankenhauses (vgl. Vertragsmuster 5).

10) Es ist erwünscht, dass dem Belegarzt eine bestimmte Zahl von Betten zur Verfügung gestellt wird. Es kann aber auch vorkommen, dass ein Krankenhaus aus örtlichen Gründen nur Streubetten von Fall zu Fall zur Verfügung stellen kann. In diesem Fall könnte Abs. 1 etwa folgende Fassung erhalten:

„Die Zahl der dem Belegarzt zur Verfügung stehenden Betten richtet sich nach der wechselnden Belegung des Krankenhauses. Ein Rechtsanspruch auf Zuteilung von Betten in bestimmten Räumen oder auf eine bestimmte Zahl von Betten besteht nicht. Die Zuteilung der Betten an den Belegarzt obliegt – im Benehmen mit dem leitenden Arzt des Krankenhauses und dem Belegarzt – dem Krankenhaus. Bei der Belegung der Betten sind die Allgemeinen Vertragsbedingungen (AVB) des Krankenhauses zu beachten."

11) Derartige Pflichten können sich aus gesetzlichen Vorschriften, Verordnungen oder auch Richtlinien des Gemeinsamen Bundesausschusses ergeben. Ein Beispiel kann die Information des Patienten bei Implantaten und die Pflicht zur Erstellung eines Implantatpasses nach der Medizinprodukte-Betreiberverordnung (MPBetreibV) sein. Gemäß § 16 Abs. 1 MPBetreibV hat die für die Implantation verantwortliche Gesundheitseinrichtung unverzüglich nach Abschluss der Implantation eines Medizinproduktes dem Patienten Informationen in einer Form bereitzustellen, die einen schnellen Zugang ermöglichen u.a. zu den Angaben zum Produkt, im Hinblick auf zu ergreifende Vorkehrungen oder Vorsichtsmaßnahmen, zu Angaben zur voraussichtlichen Lebensdauer des Produkts und zu den notwendigen Folgemaßnahmen sowie etwaige weitere Angaben, um den sicheren Gebrauch des Produkts durch den Patienten zu gewährleisten, und darüber hinaus einen Implantationsausweis zur Verfügung zu stellen.

12) Unabhängig hiervon ergeben sich ärztliche Meldepflichten aus den Gesetzen zur Bekämpfung übertragbarer Krankheiten (Infektionsschutzgesetz), gemeingefährlicher Krankheiten oder Geschlechtskrankheiten in Verbindung mit den hierzu ergangenen Durchführungsverordnungen. Nicht zu den ärztlichen Meldepflichten

zählen jedoch die spezialgesetzlichen Meldepflichten der Meldegesetze der Länder.

[13] Das OLG München (Urteil vom 21.09.2006, Az.: 1 U 2161/06, VersR 2007, S. 797 f.) sowie das OLG Hamm (Urteil vom 30.01.2008, Az.: 3 U 71/07) haben entschieden, dass der Belegarzt innerhalb des von ihm betreuten Fachgebietes entscheiden muss, welche medizinischen Geräte und Apparaturen für eine sachgemäße Durchführung seiner ärztlichen Tätigkeit erforderlich sind, und durch geeignete Maßnahmen sicherzustellen hat, dass diese beschafft werden und bereitstehen. Danach ist der Belegarzt verpflichtet, den Belegkrankenhausträger auf das Fehlen erforderlicher Geräte hinzuweisen.

[14] Der Belegarzt hat für den ordnungsgemäßen Zustand dieser Geräte Sorge zu tragen.

[15] Hintergrund dieser Regelung ist, dass Krankenhäuser die Qualitätssicherungsdaten der belegärztlichen Leistungen in der externen stationären Qualitätssicherung erfassen und wie die übrigen Krankenhausleistungen behandeln. Dementsprechend fließen die Ergebnisse von Leistungen, die von Belegärzten erbracht werden, in die strukturierten Qualitätsberichte der einzelnen Krankenhäuser und auch in den jährlichen Qualitätsreport der Institution nach § 137a SGB V ein. Der Gemeinsame Bundesausschuss (G-BA) hatte die belegärztlichen Leistungen allerdings mit Beschluss vom 19.02.2015 für das erste sektorenübergreifende Qualitätssicherungsverfahren im Bereich der Koronarangiographie und der perkutanen Koronarintervention (sog. PCI) in Orientierung an § 121 Abs. 2 SGB V dem vertragsärztlichen Organisationsbereich der Maßnahme zugeordnet. Dadurch wurde auch die Einhaltung von Struktur- und Prozessanforderungen für stationäre Leistungen bei belegärztlichen Leistungen künftig in Frage gestellt. Um dies zu verhindern, hat der Gesetzgeber durch das Krankenhausstrukturgesetz (KHSG) vom 10.12.2015 (BGBl. I, Seite 2229) zum 01.01.2016 klargestellt, dass für belegärztliche Leistungen die Richtlinien und Beschlüsse des G-BA nach §§ 136 bis 136b SGB V zur Qualitätssicherung im Krankenhaus gelten, und zwar bis zum Inkrafttreten vergleichbarer Regelungen für die vertragsärztliche oder sektorenübergreifende Qualitätssicherung (§ 121 Abs. 6 Satz 1 SGB V). Mit der auflösend bedingten Anordnung der Geltung stationärer Qualitätssicherungsvorgaben für belegärztliche Leistungen wird gesetzlich sichergestellt, dass diese den Vorgaben für das Krankenhaus entsprechen, dessen bereitgestellte Dienste, Einrichtungen und Ressourcen der Belegarzt in Anspruch nehme. An dieser Einbindung der belegärztlichen Leistungen in die stationäre Qualitätssicherung werde so lange festgehalten, wie der G-BA noch keine gleichwertigen Maßnahmen der vertragsärztlichen oder sektorenübergreifenden Qualitätssicherung beschlossen habe (BT-Drucksache 18/6586 vom 04.11.2015, Seite 119). Aufgrund dieser gesetzlichen Klarstellung besteht bei § 9 des Vertragsmusters kein Änderungsbedarf hinsichtlich des G-BA-Beschlusses vom 19.02.2015 zur PCI.

[16] Repräsentant oder zuständiges Organ des Krankenhausträgers, wie z.B. Geschäftsführer, Landrat, Oberbürgermeister, Vorsitzender des Kuratoriums.

[17] Bei Meinungsverschiedenheiten in medizinischen Fragen sollen die Berufsverbände der beteiligten Ärzte und die Landesärztekammer, bei Meinungsverschiedenheiten in berufsrechtlichen Fragen soll die Ärztekammer gehört werden.

[18] Ggf. auf Vorschlag des Belegarztes.

[19] Bereits mit Urteil vom 16.04.1996 (Az.: VI ZR 190/95, NJW 1996, S. 2429 ff.) hat der BGH entschieden, dass der Belegarzt dem Pflegepersonal des Belegkrankenhauses keine Aufgaben übertragen darf, die die fachliche Kompetenz übersteigen. Im Rahmen seiner Organisationspflicht muss der Krankenhausträger daher regelmäßig überprüfen, ob diese Einschränkungen des Weisungsrechts auch tatsächlich beachtet und umgesetzt werden.

[20] Um möglichen Auseinandersetzungen im Vorfeld zu begegnen, bietet es sich an, anhand des Fachgebietes und in Absprache mit der Krankenpflegeschule eine feste Stundenzahl mit dem Belegarzt zu vereinbaren.

[21] Die Personal- und Sachmittelgestellung an Belegärzte ist umsatzsteuerfrei, da es sich um eng verbundene Umsätze nach § 4 Nr. 14 b UStG (Art. 13 Teil A Abs. 1 c der Richtlinie 77/388/EWG) handelt.

Dies wird ausdrücklich in der Verwaltungsregelung des Bundesministeriums der Finanzen zur Anwendung des Umsatzsteuergesetzes – Umsatzsteuer-Anwendungserlass (UStAE) vom 1. Oktober 2010, BStBl I S. 846, Stand: 15.08.2024 – bestätigt. In Abschnitt 4.14.6. des UStAE heißt es:

„Unter den Voraussetzungen des Absatzes 1 Satz 2 können zu den eng verbundenen Umsätzen gehören: [...]

5. [...] die Überlassung von Einrichtungen, z.B. Operationssaal, Röntgenanlage, medizinisch-technische Großgeräte und die damit verbundene Gestellung von medizinischem Hilfspersonal durch Einrichtungen nach § 4 Nr. 14 Buchstabe b UStG an andere Einrichtungen dieser Art, an angestellte Ärzte für deren selbständige Tätigkeit und an niedergelassene Ärzte zur Mitbenutzung; [...]"

[22] Die entgeltliche Personal- und Sachmittelgestellung an Belegärzte wird jedoch von Finanzbehörden im steuerbegünstigten (gemeinnützigen) Krankenhaus als steuerpflichtiger wirtschaftlicher Geschäftsbetrieb angesehen (vgl. Hessisches Ministerium der Finanzen vom 23.02.2012, Az.: S 0186 A – 009 – II4a; s.a. Verfügung betreffend wirtschaftliche Geschäftsbetriebe bei Krankenhäusern der OFD Frankfurt vom 19. August 2013, Az.: S 0186 A – 6 – St 53). Dies wurde bestätigt durch zwei Urteile des Bundesfinanzhofes (BFH) vom 14.12.2023 (Az.: V R 2/21 und V R 28/21). Darin hat der BFH klargestellt, dass Einnahmen aus der entgeltlichen Zurverfügungstellung von Räumlichkeiten, Sachmitteln oder Personal dem

wirtschaftlichen Geschäftsbetrieb eines Krankenhausbetriebes zuzuordnen sind. Die hieraus erzielten Gewinne unterliegen der Körperschaftsteuer (nebst Solidaritätszuschlag) und der Gewerbesteuer, sofern die sog. Besteuerungsgrenze – bezogen auf alle Einnahmen (nicht: Gewinne) des Krankenhauses aus allen steuerpflichtigen wirtschaftlichen Geschäftsbetrieben – von gegenwärtig € 45.000 jährlich überschritten wird. Die steuerliche Gewinnermittlung ist in solchen Fällen schwierig und erfolgt häufig pauschal in der Weise, dass ein Gewinn in Höhe eines Prozentsatzes der Kostenerstattungen nebst Vorteilsausgleichen geschätzt wird.

23) Es bestehen grundsätzlich keine Bedenken, wenn Krankenhausträger Belegärzten für deren konsiliarärztliche Leistungen bei Patienten, die in Anstaltsabteilungen allgemeine Krankenhausleistungen in Anspruch nehmen, einen Vergütungsanspruch einräumen wollen; die Entscheidung hierüber liegt allein bei den Vertragsparteien.

Die Vergütung kann pauschal oder in Form einer Einzelleistungsvergütung erfolgen.

24) Zwischen den Vertragsparteien kann ggf. ein Vorteilsausgleich vereinbart werden.

25) Die Regelung geht davon aus, dass für alle Patienten (auch privat versicherte Patienten) ein einheitliches Entgelt an den Belegarzt gezahlt wird. Für die Vereinbarung der Vergütung bietet sich in erster Linie ein Pauschalhonorar auf der Basis eines Prozentsatzes der DRG-Erlöse des Krankenhauses oder ein fester Eurobetrag auf Leistungsbasis an. Eine Bindung an die GOÄ besteht dabei im Vergütungsverhältnis zwischen Belegarzt und Krankenhaus nicht (vgl. Urteil des BGH vom 12.11.2009, Az.: III ZR 110), so dass ein Pauschalhonorar ohne Bezug auf die GOÄ vereinbart werden kann.

26) Das OLG Karlsruhe hat mit Urteil vom 16.05.2001 (Az.: 7 U 46/99, VersR 2003, S. 116 ff.) entschieden, dass der Träger eines Belegkrankenhauses für die Fehler des bei ihm angestellten Personals nur so lange haftet, als dieses eigenverantwortlich und ohne Leitung des Belegarztes tätig wird (so auch bereits BGH, Urteil vom 16.05.2000, Az. VI ZR 321/98). Sobald das bereitgestellte Personal auf Weisung des Belegarztes tätig wird, ist dieser verantwortlich. Demgemäß hat das Urteil des OLG Schleswig-Holstein vom 28.03.2008 (Az. 4 U 34/07) die Haftung des Krankenhausträgers eines Belegkrankenhauses bejaht, weil die im Krankenhaus tätigen Pflegekräfte dem Belegarzt keine Mitteilung von auffälligen postoperativen Veränderungen des Patienten gemacht hatten.

Mit Urteil vom 13.10.2004 (Az.: 7 U 122/03, ArztRecht 2005, S. 266 f.) hat das OLG Karlsruhe festgestellt, dass der Belegkrankenhausträger nicht für die Entscheidung des Belegarztes über die Eignung des Krankenhauses für die erforderliche Behandlung haftet. Die Erhebung des medizinischen Befundes, die Diagnose und die sich daran anschließende Entscheidung, welche

Behandlungsmaßnahmen erforderlich sind und ob diese im Krankenhaus durchgeführt werden können, fällt in den medizinisch-ärztlichen Bereich und damit in den Verantwortungsbereich des Belegarztes. Dieser hat zu entscheiden, ob die sachliche und personelle Ausstattung, die der Träger des Belegkrankenhauses zur Verfügung stellt, zur Bewältigung der zu erwartenden Behandlungsaufgabe ausreicht.

An diesen Entscheidungen wird deutlich, dass der Belegarzt für seine ärztlichen Entscheidungen haftet und sich auch Fehler des ihm zur Verfügung gestellten Personals zurechnen lassen muss, sofern das Personal auf seine Anweisung hin bzw. unter seiner Leitung tätig wird.

27) Die angemessenen Deckungssummen sollten Krankenhausträger und Arzt unter Berücksichtigung des Risikopotenzials des jeweiligen Fachgebietes feststellen. Besondere Risiken bestehen z.B. in geburtshilflichen Abteilungen, der Neurochirurgie sowie der Pädiatrie und der Humangenetik.

28) Es kann auch vorgesehen werden, die Tätigkeit des Belegarztes in die Haftpflichtversicherung des Krankenhauses einzubeziehen. In diesem Fall ist Abs. 2 wie folgt zu ergänzen:

„Erfolgt ein Einschluss in die Haftpflichtversicherung des Krankenhauses, so trägt der Belegarzt die anteilige Prämie."

29) § 16 ist anders zu gestalten, wenn der Belegarzt ausnahmsweise seine Praxis im Krankenhaus hat.

30) Es sind verschiedene Möglichkeiten einer ambulanten Tätigkeit des Belegarztes im Krankenhaus denkbar (z.B. Praxis des Belegarztes auf dem Gelände des Krankenhauses oder in den Räumen des Krankenhauses). Eine Vereinbarung sollte getroffen werden; Teil einer solchen Regelung muss die Erstattung des in diesem Zusammenhang anfallenden Aufwandes sein (z.B. ambulantes Operieren).

31) Soweit eine Vereinbarung über die Durchführung von ambulanten Leistungen geschlossen wird, ergeben sich die näheren Einzelheiten einschließlich der Kostenerstattungsregelung aus dem Mustervertrag über die Nutzung der Infrastruktur des Krankenhauses (vgl. Vertragsmuster 5).

32) Beispiele der Kostenerstattungsregelung bei Notfallbehandlungen und sonstigen ambulanten Tätigkeiten finden sich im Mustervertrag über die Nutzung der Infrastruktur des Krankenhauses (vgl. Vertragsmuster 5).

33) Der Begriff „nicht nur vorübergehend" ist entsprechend den landesrechtlichen Regelungen (Krankenhausgesetze der Länder) auszufüllen.

[34] Entsprechendes gilt, wenn der Belegarzt im Durchschnitt des vorangegangenen Kalenderjahres weniger Betten genutzt hat und hierfür keine Gründe maßgebend waren, die die zeitliche Unterbelegung rechtfertigen. Der Prozentsatz ist von den Vertragspartnern unter Berücksichtigung der Landeskrankenhausgesetze zu bestimmen.

[35] Da es seit 2009 keine Altersgrenzen mehr für Vertragsärzte gibt, ist hier ein konkretes Datum einzusetzen, an dem der Vertrag enden soll. Sollte geplant sein, dass der Vertrag automatisch mit dem Ende der Zulassung des Belegarztes zur vertragsärztlichen Versorgung endet, ist § 18 Abs. 1 wie folgt zu formulieren:

„Der Vertrag tritt am _____ [Datum] in Kraft; er wird auf unbestimmte Zeit geschlossen. Er endet automatisch mit dem Ende der Zulassung des Belegarztes zur vertragsärztlichen Versorgung."

[36] Der BGH hat diesbezüglich mit Urteil vom 20.07.2006, Az.: III ZR 145/05, entschieden, dass in der Regel sechs Monate angemessen sind, um dem anderen Vertragsteil die im Hinblick auf die Kündigung notwendigen Dispositionen zu ermöglichen.

2 MVZ-Belegarztvertrag/Kooperativer Belegarztvertrag

2.1 Vorbemerkung

Auch Medizinische Versorgungszentren (MVZ) können durch die bei ihnen tätigen Ärzte belegärztliche Leistungen erbringen. Bei der Anerkennung durch die Kassenärztlichen Vereinigungen macht es somit keinen Unterschied, ob der Belegarztstatus durch einen niedergelassenen Vertragsarzt oder ein MVZ beantragt wird.[120] Die belegärztliche Anerkennung ist aber gleichwohl personengebunden, da es auf die persönliche Eignung als Belegarzt ankommt. Der zwischen MVZ und Belegkrankenhaus geschlossene Belegarztvertrag muss sich daher auf einen im MVZ tätigen Arzt beziehen, der die persönlichen Anforderungen erfüllt. Die belegärztlichen Leistungen sind dann vom MVZ abzurechnen.

Das nachfolgende Vertragsmuster ist speziell auf diese Konstellation ausgerichtet. Im Übrigen gelten die in der Vorbemerkung zu II.1 „Belegarztvertrag/Kooperativer Belegarztvertrag" enthaltenen Hinweise entsprechend.

Bitte beachten:

Die in dem Muster selbst oder in den Endnoten gemachten Anmerkungen sind unbedingt zu beachten, da teilweise eine Unterscheidung zu treffen ist bzw. es an einigen Stellen einer individuellen Ausgestaltung bedarf.

---

[120] Das BSG hat mit Urteil vom 23.03.2011 (Az.: B 6 KA 15/10 R) abschließend entschieden, dass einem MVZ bezogen auf einen dort tätigen Arzt die Genehmigung zur Erbringung belegärztlicher Leistungen erteilt werden kann.

2.2 Mustervertrag

MVZ-Belegarztvertrag/Kooperativer Belegarztvertrag

Zwischen dem Krankenhausträger _____

vertreten durch _____

und

dem Medizinischen Versorgungszentrum _____ (MVZ)

vertreten durch _____

wird folgender

Vertrag

geschlossen:

§ 1
Tätigkeit des MVZ

(1) Das MVZ übernimmt es, ab _____ Patienten der Abteilung für _____ des Krankenhauses _____ belegärztlich zu behandeln. Die Behandlung erfolgt durch den/die im MVZ angestellten(-e) Belegarzt(-ärztin) Herrn/Frau Dr. med. _____, Arzt/Ärztin für _____ (nachfolgend Belegarzt(-ärztin) genannt).

(2) Nach § 18 Abs. 1 Satz 2 KHEntgG[1)] / § 16 BPflV sind Leistungen des Belegarztes

    1. seine persönlichen Leistungen[2)],

    2. der ärztliche Bereitschaftsdienst für Belegpatienten,

3. die von ihm veranlassten Leistungen nachgeordneter Ärzte des Krankenhauses, die bei der Behandlung seiner Belegpatienten in demselben Fachgebiet wie der Belegarzt tätig werden,

4. die von ihm veranlassten Leistungen von Ärzten und ärztlich geleiteten Einrichtungen außerhalb des Krankenhauses.

§ 2
Stellung des Belegarztes

Das MVZ schließt mit den Patienten den Vertrag über die ärztliche Behandlung.[3] Der Belegarzt ist als freiberuflich tätiger Arzt für eine den Erkenntnissen der medizinischen Wissenschaft entsprechende ärztliche Behandlung seiner Patienten verantwortlich. In seiner ärztlichen Verantwortung ist der Belegarzt unabhängig und nur dem Gesetz unterworfen. Der Belegarzt steht zum Krankenhausträger weder in einem Anstellungsverhältnis noch in einem arbeitnehmerähnlichen Verhältnis.[4]

Beachte: § 2a ist nur im Falle des kooperativen Belegarztwesens zu ergänzen. Ansonsten weiter mit § 3.

§ 2a
Kooperation

(1) Es wird ein Team von Belegärzten gebildet, um das Wissen und Können mehrerer spezialisierter Ärzte zu vereinen. Der Belegarzt verpflichtet sich, ein hohes Maß an Kooperationsbereitschaft und Kooperationsfähigkeit einzubringen.

(2) Die Patienten der in § 1 Abs.1 genannten Belegabteilung werden durch mehrere Belegärzte der gleichen Fachrichtung gemeinsam versorgt; jedoch bleibt jeder Belegarzt für die von ihm eingewiesenen oder ihm zugewiesenen Patienten verantwortlich.

(3) Über die Zusammenarbeit schließen die Belegärzte/das MVZ im Einvernehmen mit dem Krankenhausträger eine schriftliche Vereinbarung. Darin ist unter Berücksichtigung der Bestimmungen des Vertrages insbesondere zu regeln:

1. die Aufgabenverteilung innerhalb der Abteilung;

2. die gegenseitige Konsultation, die Unterstützung bei Eingriffen und anderen ärztlichen Verrichtungen, ggf. auch deren Übernahme[5];

3. die gemeinschaftliche Nutzung von Räumen und Einrichtungen (OP-Räume, Instrumentarium usw.) des Krankenhauses;

4. die Regelung der Sicherstellung der durchgehenden ärztlichen Versorgung und die Vertretung bei Abwesenheit;

5. die Grundsätze und das Verfahren für die Bettenbelegung in der Abteilung; dabei sind die §§ 2, 3 Abs. 1, Abs. 3 und Abs. 4 sowie 11 Abs. 1, Abs. 2 und Abs. 4 zu beachten;

6. die Aufbringung und Verteilung gemeinsam zu tragender Kosten (§ 13 Abs. 3);

7. die Durchführung und Dokumentation der mit dem Patienten zu führenden bzw. geführten Aufklärung.

(4) Kommt eine Vereinbarung nach Abs. 3 innerhalb einer Frist von drei Monaten nicht zustande, so kann der Krankenhausträger nach Anhörung der Belegärzte/des MVZ und unter Berücksichtigung von § 19 Abs. 1 eine Belegarztordnung erlassen und in dieser die in Abs. 3 aufgeführten Regelungen treffen.

(5) Soweit nicht in diesem Vertrag etwas anderes ausdrücklich verankert ist, haften die Belegärzte der Abteilung gesamtschuldnerisch gegenüber dem Krankenhaus.

(6) Die Belegärzte der Abteilung wählen aus ihrer Mitte für die Dauer von jeweils drei Jahren[6] den ärztlichen Leiter der Belegabteilung mit Zustimmung des Krankenhausträgers. Der ärztliche Leiter der Belegabteilung koordiniert die Tätigkeit der Belegärzte der Abteilung. Er ist außerdem für die Einhaltung der Hygienevorschriften in der Abteilung verantwortlich. Die vom Krankenhausträger erlassenen allgemeinen Hygienerichtlinien und die vom leitenden Arzt des Krankenhauses im Einzelfall getroffenen Regelungen sind dabei zu beachten.

§ 3
Rechte und Pflichten des Belegarztes

(1) Der Belegarzt ist nach Maßgabe der vom Träger bestimmten Aufgabenstellung und Zielsetzung des Krankenhauses und der Abteilung für die medizinische Versorgung seiner Patienten zuständig. Er hat die zur Sicherstellung des ärztlichen Bereitschaftsdienstes notwendigen Vorkehrungen zu treffen und die für seine Leistungsgruppe maßgeblichen Qualitätsvoraussetzungen und Mindestanforderungen gem. § 135e SGB V zu erfüllen.[7]

(2) Über die Aufnahme, Beurlaubung und Entlassung von Patienten entscheidet der Belegarzt in seiner ärztlichen Verantwortung unter Beachtung des Wirtschaftlichkeitsgebots (§ 10).

(3) Der Belegarzt verpflichtet sich, seine belegärztlichen Leistungen ausschließlich in diesem Krankenhaus mit dessen Geräten und Einrichtungen durchzuführen.[8]

(4) Der Belegarzt hat die für seinen Arbeitsbereich geltenden Hygienevorschriften, die vom Krankenhausträger erlassenen allgemeinen Hygienerichtlinien und die vom leitenden Arzt des Krankenhauses im Einzelfall getroffenen Regelungen zu beachten und entsprechende organisatorische Vorkehrungen zu treffen.

(5) Während der Nutzung der Geräte und Einrichtungen des Krankenhauses ist der Belegarzt Anwender im Sinne der medizintechnischen Vorschriften. Er muss über die erforderliche Ausbildung oder Kenntnis und Erfahrung bei der Anwendung von Medizinprodukten verfügen. Der Belegarzt hat gerätebedingte Funktionsausfälle oder -störungen sowie andere Vorkommnisse, die für den sicheren Betrieb des Medizinprodukts maßgebend sind, dem Krankenhaus unverzüglich anzuzeigen. Der Belegarzt ist verpflichtet, sich vor der Anwendung von der Funktionsfähigkeit und dem ordnungsgemäßen Zustand des Medizinprodukts zu überzeugen. Die Anwendung von Medizinprodukten der Anlage 1 der Medizinprodukte-Betreiberverordnung darf nur erfolgen, wenn der Anwender in die sachgerechte Handhabung eingewiesen worden ist. Die Einweisung kann entweder durch den Hersteller oder den Medizinproduktebeauftragten des Krankenhauses erfolgen. Der Belegarzt hat die Einweisung gegenüber dem Krankenhaus nachzuweisen.[9]

§ 4
Belegung der Abteilung

(1) Der Krankenhausträger stellt dem Belegarzt zur stationären Behandlung seiner Patienten _____ Betten[10] zur Verfügung. Die Belegung erfolgt nach Maßgabe der Allgemeinen Vertragsbedingungen (AVB) des Krankenhauses.

(2) Es besteht kein Anspruch auf ständige Überlassung einer bestimmten Anzahl von Betten für den Belegarzt. Über unbelegte Betten kann das Krankenhaus im Benehmen mit dem Belegarzt vorübergehend anderweitig verfügen.

§ 5
Mitteilungspflichten des Belegarztes

(1) Soweit der Krankenhausträger zur Betriebsführung (z.B. Kosten- und Leistungsrechnung, statistische Zwecke), zur Erhebung seiner Entgelte u.ä. Angaben braucht, ist das MVZ verpflichtet, der Krankenhausverwaltung diese Angaben, insbesondere auch über die in Betracht kommenden Leistungsziffern des entsprechenden Leistungsverzeichnisses, zu machen oder der Krankenhausverwaltung die hierzu erforderlichen Unterlagen zur Verfügung zu stellen. Die ärztliche Schweigepflicht und die Vorschriften über den Datenschutz bleiben unberührt.

(2) Das MVZ hat die ärztlichen Anzeige-, Melde- und Auskunftspflichten bezüglich seiner Patienten zu erfüllen und die für den ärztlichen Bereich geltenden Vorschriften und Anordnungen einzuhalten. Dies gilt auch für gesetzliche oder untergesetzliche Informationspflichten gegenüber dem Patienten sowie die Erstellung hierzu ggf. erforderlicher Dokumente, die in den Arbeitsbereich des Belegarztes fallen.[11] Soweit die Voraussetzungen des § 276 Abs. 4, 4a SGB V vorliegen, ist der Belegarzt verpflichtet, dem Medizinischen Dienst die Einsichtnahme in die stationären Krankenunterlagen gemäß § 6 Abs. 2 zu gestatten.

(3) Kommen im Anschluss an die Krankenhausbehandlung Rehabilitationsmaßnahmen für den Patienten in Betracht, gibt der Belegarzt mit Einverständnis des Patienten der Krankenkasse hiervon Mitteilung.

(4) Unterliegen Leistungen oder Tätigkeiten des Belegarztes nach Bundes- oder Landesrecht verpflichtenden Maßnahmen zur Qualitätssicherung, gibt der Belegarzt/das MVZ diese Ergebnisse der Qualitätssicherungsmaßnahmen oder der Qualitätsprüfungen dem Krankenhaus umgehend zur Kenntnis und legt den Bericht vor.

§ 6
Dokumentation

(1) Der Belegarzt hat die gegenüber den Patienten und deren Angehörigen bestehenden Aufklärungs- und Dokumentationspflichten zu erfüllen.[12]

(2) Der Belegarzt verpflichtet sich, für jeden seiner Patienten den stationären Krankheitsverlauf (Krankengeschichte) einschließlich der pflegerischen Belange zu dokumentieren und diese Dokumentation dem Krankenhaus zur Aufbewahrung zu überlassen. Die Dokumentation muss die Vermerke über das mit dem Patienten geführte Aufklärungsgespräch enthalten. Die Notwendigkeit und Dauer der stationären Behandlung des Patienten ist ebenfalls zu dokumentieren. Diese Dokumentation wird unter Sicherung der ärztlichen Dokumentations- und Schweigepflicht im Krankenhaus aufbewahrt.

(3) Die Auswertung des stationären Krankheitsverlaufs steht nur dem Belegarzt zu. Nach Beendigung des Vertragsverhältnisses geht dieses Recht auf den weiterbehandelnden Arzt des Krankenhauses über. Der ausgeschiedene Belegarzt bleibt jedoch zur Auswertung insoweit berechtigt, als dies zur Weiter- oder Nachbehandlung der betroffenen Patienten, zur Erstattung von Gutachten sowie zur Auswertung in wissenschaftlichem Interesse notwendig ist.

(4) Die vorstehenden Bestimmungen gelten auch für im Zusammenhang mit der belegärztlichen Versorgung veranlasste bildgebende Verfahren, Elektrokardio-

gramme und sonstige Belege sowie Abschriften, Ablichtungen und Auszüge, die im Krankenhaus angefertigt worden sind.

§ 7
Verschwiegenheit

(1) Das MVZ und der Belegarzt haben über alle Angelegenheiten, von denen sie durch die Tätigkeit des Belegarztes im Krankenhaus Kenntnis erhalten - auch nach Beendigung der Tätigkeit des Belegarztes im Krankenhaus -, Verschwiegenheit zu bewahren, sofern sie nicht allgemein bekannt sind oder eine Rechtspflicht zur Auskunft besteht.

(2) Der Belegarzt verpflichtet sich ferner, seine Mitarbeiter, die Kenntnis von solchen Daten und Informationen erhalten, im Rahmen der gesetzlichen Möglichkeiten zu einer entsprechenden Geheimhaltung – auch für die Zeit nach Beendigung ihrer Tätigkeit – zu verpflichten.

§ 8
Ausstattung der Belegabteilung

(1) Der Krankenhausträger stellt dem Belegarzt zur sachgemäßen Durchführung seiner ärztlichen Tätigkeit die Standardausrüstung an Einrichtungsgegenständen, insbesondere an Apparaten und Instrumenten, in möglichem Umfang zur Verfügung. Auf das Fehlen objektiv erforderlicher medizinischer Einrichtungen, Apparate und Instrumente hat der Belegarzt den Krankenhausträger unverzüglich hinzuweisen.[13] Der Belegarzt hat für den einwandfreien Zustand der medizinischen Einrichtungen, Apparate und Instrumente zu sorgen; soweit für die Beseitigung von Mängeln das Krankenhaus zuständig ist, sind diese unverzüglich der Krankenhausseite anzuzeigen. In seinem Arbeitsbereich darf der Belegarzt eigene Einrichtungsgegenstände nur im Einvernehmen mit dem Krankenhaus verwenden.[14]

(2) Über die Ergänzung der Standardeinrichtung nach gesicherten medizinisch-wissenschaftlichen Erkenntnissen und des dafür notwendigen Personals entscheidet auf Antrag des Belegarztes das Krankenhaus unter Berücksichtigung der Zumutbarkeit für den Träger sowie unter Beachtung des Wirtschaftlichkeitsgebots.

§ 9
Qualitätssicherung

Der Belegarzt hat an Qualitätssicherungsmaßnahmen und der Umsetzung der Qualitätsanforderungen des Krankenhausträgers mitzuwirken. Er ist in seinem Organisationsbereich verantwortlich für die Einhaltung der bundes- und landesgesetzlichen Qualitätsanforderungen, für die Richtigkeit der Dokumentation der für die Qualitätssicherung notwendigen Daten und stellt dem Krankenhausträger die für die Qualitätssicherung notwendigen Daten unverzüglich zur Verfügung.[15] Die näheren Anforderungen an die Form legt der Krankenhausträger fest.

§ 10
Wirtschaftlichkeitsgebot

(1) Der Belegarzt hat seine Leistungen ausreichend, zweckmäßig und wirtschaftlich im Rahmen des ärztlich Notwendigen und der Aufgabenstellung des Krankenhauses zu erbringen. Er hat insbesondere mit der gebotenen Sorgfalt zu prüfen, ob eine stationäre Behandlung der Patienten medizinisch erforderlich ist. Die Versorgung der Patienten mit Medikamenten, Heilmitteln u.ä. muss ausreichend, zweckmäßig und wirtschaftlich sein. Leistungen, die für die Erzielung des Heilerfolgs oder zur Linderung der Krankheitsfolgen nicht notwendig oder unwirtschaftlich sind, dürfen zu Lasten des Krankenhauses oder eines Sozialleistungsträgers nicht verordnet werden. Der Belegarzt ist außerdem in gleichem Maße für einen wirtschaftlichen Mitteleinsatz durch die nach seinen Weisungen handelnden Personen verantwortlich.

(2) Bei Abrechnungs- und Belegungsprüfungen durch den Medizinischen Dienst (MD) ist der Belegarzt zur Mitwirkung verpflichtet.

§ 11
Zusammenarbeit/Meinungsverschiedenheiten

(1) Der Belegarzt verpflichtet sich zur vertrauensvollen Zusammenarbeit mit den anderen leitenden Abteilungsärzten, den sonstigen Mitarbeitern des Krankenhauses, dem Krankenhausträger sowie den Mitgliedern der Krankenhausleitung. Der Krankenhausträger verpflichtet sich, den Belegarzt und das MVZ rechtzeitig über die seine Abteilung betreffenden wesentlichen organisatorischen Maßnahmen zu unterrichten und den Belegarzt zu Besprechungen mit den leitenden Abteilungsärzten einzuladen. Der Belegarzt wird die Behandlung seiner Patienten im kollegialen Zusammenwirken mit den anderen leitenden Krankenhausärzten so einrichten, dass seine Tätigkeit sich sinnvoll in die Aufgaben und in den Arbeitsablauf des Krankenhauses eingliedert.

(2) Der Belegarzt verpflichtet sich ferner, mit den weiteren am Krankenhaus zugelassenen Belegärzten derselben und anderer Fachrichtungen vertrauensvoll zusammenzuarbeiten. Dies gilt insbesondere für

1. die gegenseitige Konsultation, die Unterstützung bei Eingriffen und anderen ärztlichen Verrichtungen;

2. die gemeinschaftliche Benutzung von Räumen und Einrichtung (OP-Räume, Instrumentarium usw.) des Krankenhauses;

3. die Regelung der Sicherstellung der durchgehenden ärztlichen Versorgung und die Vertretung bei Abwesenheit;

4. die wirtschaftliche Ausnutzung der überlassenen Belegbetten.

(3) Auf Verlangen der anderen Krankenhausärzte ist der Belegarzt auf seinem Gebiet auch zur Beratung und Behandlung stationärer Patienten in anderen Abteilungen verpflichtet. Für den Fall der Behandlung verpflichtet sich der Belegarzt, die gegenüber dem Patienten bestehenden Aufklärungspflichten zu erfüllen und dies in der Krankengeschichte zu vermerken. Der Belegarzt hat die für die Dokumentation erforderlichen Aufzeichnungen dem leitenden Arzt der anderen Abteilung zur Vereinigung mit der von diesem geführten Krankengeschichte zu übergeben.

(4) Können Meinungsverschiedenheiten zwischen dem Belegarzt und anderen am Krankenhaus tätigen Ärzten nicht vom leitenden Arzt des Krankenhauses beigelegt werden, so entscheidet der _____ [16]; dieser entscheidet auch über Meinungsverschiedenheiten zwischen dem Belegarzt und den Mitgliedern der Krankenhausleitung. Die Entscheidung erfolgt nach Anhörung der Beteiligten.[17]

§ 12
Personalangelegenheiten

(1) Der für eine ordnungsgemäße Versorgung der Patienten des MVZ erforderliche Stellvertreter, die nachgeordneten Ärzte und Schreibkräfte sind vom MVZ anzustellen und zu vergüten.

Alternative:
Die für eine ordnungsgemäße Versorgung erforderlichen nachgeordneten Ärzte und Schreibkräfte werden vom Krankenhausträger gegen volle Kostenerstattung nach Anhörung[18] angestellt.

(2) Der Belegarzt/das MVZ macht dem Krankenhaus rechtzeitig Mitteilung, wenn er vom MVZ angestellte Hilfskräfte im Krankenhaus einsetzen will. Das Krankenhaus kann im Einzelfall dem Einsatz einer bestimmten Person widersprechen, wenn ein wichtiger Grund vorliegt.

(3) Wenn dem Krankenhaus aus dem Einsatz einer vom MVZ angestellten Hilfskraft ein Aufwand oder ein Schaden entsteht, ist das MVZ dem Krankenhausträger zum Ersatz verpflichtet.

(4) Der Belegarzt ist in seinem Arbeitsbereich gegenüber dem vom Krankenhausträger zur Verfügung gestellten Personal – unbeschadet der Befugnisse der Mitglieder der Krankenhausleitung – unter Beachtung der Arbeitsverträge und der fachlichen Kompetenz der angewiesenen Personen fachlich weisungsbefugt.[19] Mit Aufnahme seiner belegärztlichen Tätigkeit ist der Belegarzt verpflichtet, diesem Personal in schriftlicher Form Anweisungen zu erteilen, unter welchen Voraussetzungen er selbst oder der ärztliche Bereitschaftsdienst des Krankenhauses zu benachrichtigen ist.

Auf Verlangen des Krankenhausträgers hat der Belegarzt unter Beachtung der arbeitsrechtlichen Grundsätze über die Zeugniserteilung eine fachliche Beurteilung über die vom Krankenhaus angestellten Mitarbeiter abzugeben.

(5) Das MVZ verpflichtet sich, den Belegarzt in zumutbarem Umfang, insbesondere unter Berücksichtigung seiner vertragsärztlichen Verpflichtung[20], an der Fortbildung des ärztlichen, pflegerischen und medizinisch-technischen Krankenhauspersonals im Rahmen seines Fachgebiets mitzuwirken zu lassen und auf Verlangen des Krankenhausträgers ärztlichen Unterricht an einer Krankenpflege- oder ähnlichen Schule des Krankenhauses zu erteilen.

§ 13
Finanzielle Regelungen

(1) Das MVZ berechnet die durch den Belegarzt im Rahmen des Vertrages erbrachten ärztlichen Leistungen unmittelbar gegenüber dem Patienten, der Kassenärztlichen Vereinigung oder dem sonst für den Patienten eintretenden Zahlungspflichtigen.

(2) Das Liquidationsrecht steht dem MVZ auch bei ärztlichen Leistungen des Belegarztes zu, die unter Aufsicht und Verantwortung des Belegarztes von solchen Ärzten oder Hilfspersonen erbracht werden, die vom MVZ die Vergütung für diese Dienste erhalten oder für die das MVZ dem Krankenhaus den Aufwand ersetzt.

(3) Soweit der Belegarzt zur Erbringung seiner Leistungen Ärzte des Krankenhauses in Anspruch nimmt, ist das MVZ verpflichtet, dem Krankenhaus im Rahmen des

§ 19 Abs. 1 KHEntgG die entstehenden Kosten zu erstatten. Hierzu gehören insbesondere die Kosten des ärztlichen Bereitschaftsdienstes für die Belegpatienten, sofern der Belegarzt ihn nicht selbst stellt. Die Kostenerstattung kann pauschaliert werden.[21), 22)]

(4) In seinem Arbeitsbereich stellt das MVZ den Bürobedarf (Schreibmaterialien, Vordrucke, Postwertzeichen, Telefon u.ä.) selbst; soweit diese Materialien ausnahmsweise den Beständen des Krankenhauses entnommen werden, sind sie unverzüglich in natura zu ersetzen oder mit dem Einstandspreis des Krankenhauses zu erstatten.[21), 22)]

(5) Abrechnungszeitraum für den Erstattungsbetrag nach Absatz 3 ist das Kalenderjahr.

(6) Bis zur Schlussabrechnung sind quartalsweise Abschlagszahlungen in Höhe von drei Zwölfteln des voraussichtlichen Jahresbetrages zu leisten; die Abschlags- und die Schlusszahlungen sind jeweils einen Monat nach Zustellung der Rechnung fällig.

(7) Das MVZ erhält für die konsiliarische Beratung und Behandlung stationärer Patienten durch den Belegarzt sowie den ärztlichen Unterricht (§§ 11 Abs. 3, 12 Abs. 5) des Belegarztes vom Krankenhaus eine Vergütung.[23)] Dieser Vergütungsanspruch gegenüber dem Krankenhaus wird nur gewährt, wenn keine Vergütungsansprüche bei konsiliarischen ärztlichen Leistungen gegenüber Dritten bestehen. Für die Fortbildung des Personals des Belegarztes erhält das MVZ keine Vergütung.[24)]

Alternative:
Das MVZ erhält für die konsiliarische Beratung und Behandlung stationärer Patienten durch den Belegarzt, für die Fortbildung des Personals und den ärztlichen Unterricht (§§ 11 Abs. 3, 12 Abs. 5) des Belegarztes keine Vergütung.[24)] Vergütungsansprüche bei konsiliarischen ärztlichen Leistungen gegenüber Dritten bleiben unberührt.

Im Falle eines Honorarbelegarztvertrages:

§ 13
Finanzielle Regelungen

(1) Das MVZ berechnet das Entgelt für die ärztlichen Leistungen des Belegarztes bei allen Patienten gegenüber dem Krankenhaus; das MVZ erhält ein Entgelt in Höhe von _____ .[25)]

(2) Die gegenüber dem Krankenhaus abzurechnenden Entgelte sind jeweils zum Ende eines Monats in Rechnung zu stellen und werden einen Monat nach Zustellung der Rechnung fällig.

(3) Das MVZ erhält für die konsiliarische Beratung und Behandlung stationärer Patienten durch den Belegarzt sowie den ärztlichen Unterricht (§§ 11 Abs. 3, 12 Abs. 5) des Belegarztes vom Krankenhaus eine Vergütung. Dieser Vergütungsanspruch gegenüber dem Krankenhaus wird nur gewährt, wenn keine Vergütungsansprüche bei konsiliarischen ärztlichen Leistungen gegenüber Dritten bestehen. Für die Fortbildung des Personals des Belegarztes erhält das MVZ keine Vergütung.

§ 14
Abwesenheit/Vertretung

(1) Für die Zeit der Abwesenheit des Belegarztes wegen Krankheit, Urlaub oder Teilnahme an Fortbildungsveranstaltungen regelt das MVZ seine Vertretung im Einvernehmen mit dem Krankenhaus.

(2) Beginn und Dauer der Abwesenheit sind der Krankenhausleitung mindestens zwei Wochen vorher anzuzeigen; bei unvorhergesehener Abwesenheit (z.B. im Fall einer Erkrankung) hat das MVZ die Anzeige unverzüglich und unter Angabe, wie es die Vertretung regeln will, zu übermitteln.

§ 15
Haftung und Versicherungsschutz

(1) Das MVZ haftet gegenüber dem Patienten unmittelbar für alle Schäden, die bei der ärztlichen Versorgung sowie ggf. bei Ansprüchen aus Verletzung der Aufklärungspflicht gegenüber dem Patienten eintreten, gleichgültig, ob sie vom Belegarzt oder von anderen Erfüllungsgehilfen verschuldet sind. Mitarbeiter des Krankenhauses, die bei der ärztlichen Versorgung mitwirken oder solche Leistungen erbringen, die zum Verantwortungsbereich des MVZ gehören, sind insoweit dessen Erfüllungsgehilfen.[26]

(2) Das MVZ hat für die Tätigkeit des Belegarztes und für die Tätigkeit der anderen Erfüllungsgehilfen eine ausreichende Haftpflichtversicherung abzuschließen und dem Krankenhaus den Abschluss der Versicherung auf Verlangen nachzuweisen.[27], [28]

§ 16
Ambulante Tätigkeit[29]

(1) Die ambulante Behandlung von Patienten im Krankenhaus ist in einer gesonderten Vereinbarung zu regeln.[30], [31] Dies gilt nicht für die Behandlung von Notfällen.

(2) Soweit der Belegarzt in Notfällen oder im Rahmen einer ihm genehmigten ambulanten Behandlung Krankenhauseinrichtungen und Krankenhauspersonal in Anspruch nimmt, hat das MVZ dem Krankenhausträger die insoweit entstehenden Kosten zu erstatten.[32]

§ 17
Organisatorische Regelungen

(1) Der Krankenhausträger kann nach Anhörung des MVZ die Zahl der Betten der Abteilung verringern, ohne dass es einer Vertragskündigung bedarf, soweit das MVZ die ihm zur Verfügung gestellten Betten nicht nur vorübergehend ungenutzt lässt.[33], [34]

(2) Es steht dem Krankenhausträger frei, nach Anhörung des MVZ weitere Ärzte auch desselben Fachgebietes als Belegärzte zuzulassen.

§ 18
Vertragsdauer

(1) Der Vertrag tritt am _____ [Datum] in Kraft; er wird auf unbestimmte Zeit geschlossen. Er endet spätestens am _____ [Datum].[35]

(2) Der Vertrag kann innerhalb der ersten sechs Monate mit einer Frist von einem Monat zum Monatsende, danach nur mit einer Frist von sechs Monaten zum Quartalsende gekündigt werden.[36] Nach einer fünfjährigen Vertragsdauer beträgt die Kündigungsfrist zwölf Monate zum Quartalsende. Arbeitsrechtliche Vorschriften, wie z.B. das Kündigungsschutzgesetz, finden keine Anwendung.

(3) Das Recht zur außerordentlichen Kündigung des Vertrages aus wichtigem Grund bleibt unberührt (z.B. bei Wegfall der Zulassung zur kassen-/vertragsärztlichen Versorgung als Belegarzt).

(4) Die Kündigung bedarf der Schriftform.

§ 19
Schlussbestimmungen

(1) Der Krankenhausträger kann im Rahmen seines Organisationsrechts Satzungen, Hausordnungen u.ä. Regelungen erlassen. Dadurch dürfen aber weder die vertraglichen Rechte des Belegarztes geschmälert noch seine vertraglichen Pflichten erweitert werden.

(2) Der Belegarzt hat die in der Anlage zu diesem Vertrag aufgeführten Geräte, Instrumente und Einrichtungsgegenstände in das Krankenhaus eingebracht. Es wird ausdrücklich festgestellt, dass die in der Anlage aufgeführten Gegenstände Eigentum des MVZ sind und bleiben.

(3) Erfüllungsort ist _____ [*Stadt*].

§ 20
Schriftform

Nebenabreden, Änderungen und Ergänzungen zu diesem Vertrag bedürfen zu ihrer Wirksamkeit der Schriftform. Diese Regelung gilt auch für die Aufhebung dieser Schriftformklausel.

§ 21
Salvatorische Klausel

Sollten einzelne Klauseln oder Bestimmungen dieses Vertrages ganz oder teilweise unwirksam sein oder werden oder weist dieser Vertrag Lücken auf, so wird hierdurch die Wirksamkeit des Vertrages im Übrigen nicht berührt. Für diesen Fall verpflichten sich die Parteien, anstelle der unwirksamen Bestimmung rückwirkend eine wirksame Bestimmung zu vereinbaren, welche dem Sinn und Zweck der unwirksamen Bestimmung möglichst nahekommt. Im Falle einer Lücke werden sie eine Bestimmung vereinbaren, die dem entspricht, was nach Sinn und Zweck dieses Vertrages vereinbart worden wäre, wenn die Angelegenheit bedacht worden wäre.

_____ [Ort], den _____ [Datum]
_____ [Unterschrift Krankenhausträger]

_____ [Ort], den _____ [Datum]
_____ [Unterschrift Träger MVZ]

Anlage: **Eingebrachte Geräte, Instrumente und Einrichtungsgegenstände des Belegarztes**

2.3 Anmerkungen

[1] Es gilt das KHEntgG bzw. die BPflV in der jeweils gültigen Fassung.

[2] Soweit ein Krankenhaus über eine hauptamtlich geführte Anästhesieabteilung verfügt, zählen die Anästhesieleistungen zu den allgemeinen Krankenhausleistungen. Für erbrachte Anästhesieleistungen erhält der Belegarzt vom Krankenhaus keine Vergütung.

[3] Ausgangspunkt ist ein gespaltenes Vertragsverhältnis:
- Vertrag zwischen Belegarzt und Patient über belegärztliche Leistungen
- Vertrag zwischen Krankenhaus und Patient über allgemeine Krankenhausleistungen i.S. von § 2 Abs. 2 KHEntgG, ausgenommen belegärztliche Leistungen, bzw. Vertragsverhältnis zwischen Krankenhaus und dem für den Patienten eintretenden Kostenträger.

[4] Krankenanstalten, die dem kirchlichen Gesetz unterstehen, können, wenn sie hierfür ein Bedürfnis sehen, hinter Satz 3 noch einfügen: „Er hat bei seiner ärztlichen Tätigkeit auch die Vorschriften des katholischen/evangelischen Kirchenrechts zu beachten und ...".

[5] D.h. mit Zustimmung des Patienten; kassenärztliche Bestimmungen sind ferner zu beachten.

[6] Abweichende Zeitspannen sind möglich.

[7] In einer Rechtsverordnung sind die von der Krankenhausbehandlung umfassten Leistungen in Leistungsgruppen einzuteilen und für jede Leistungsgruppe sind Qualitätskriterien festzulegen. Die Rechtsverordnung ist erstmals bis zum 31.03.2025 mit Wirkung zum 01.01.2027 zu erlassen. Erbringen Krankenhäuser mindestens eine Leistung aus einer Leistungsgruppe, haben sie nach § 135e Abs. 2 SGB V die für diese Leistungsgruppe maßgeblichen Qualitätskriterien am jeweiligen Krankenhausstandort zu erfüllen. Nach § 135e Abs. 4 SGB V sind bis zum 31.12.2026 die in Anlage 1 zu § 135e SGB V genannten Leistungsgruppen maßgeblich. Hinsichtlich der für eine Leistungsgruppe als Mindestvoraussetzungen genannten Qualitätskriterien ist § 135e Abs. 4 Satz 2 SGB V heranzuziehen.

[8] Dies schließt selbstverständlich nicht aus, dass der Belegarzt bei sachlicher Notwendigkeit den Patienten in ein anderes Krankenhaus verlegt.

[9] Eine derartige Regelung ist für den Fall erforderlich, dass der Belegarzt zur Behandlung seiner Patienten Geräte und Einrichtungen des Krankenhauses verwendet, die unter den Anwendungsbereich des Medizinprodukterechts fallen. Ein nach dem Medizinprodukterecht zu meldendes „Vorkommnis" wird in § 2 Medizinprodukte-Anwendermelde- und Informationsverordnung (MPAMIV) näher

definiert. Unter dem Begriff des „Medizinproduktebeauftragten" ist die vom Medizinproduktebetreiber beauftragte Person im Sinne des § 11 Abs. 1 Medizinprodukte-Betreiberverordnung (MPBetreibV) zu verstehen. Im Hinblick auf die Einweisung des Anwenders im Sinne von § 11 Abs. 1 Nr. 2 und Abs. 2 MPBetreibV sollte von Seiten des Krankenhauses sichergestellt werden, dass das Medizinprodukt erst dann angewendet wird, wenn die erforderliche Einweisung in die sachgerechte Handhabung erfolgt ist.

Entsprechende Pflichten ergeben sich auch aus den strahlenschutztechnischen Vorschriften (Röntgenverordnung, Strahlenschutzverordnung), wenn der Belegarzt bei der Behandlung seiner Patienten Geräte verwendet, die unter den Anwendungsbereich dieser Vorschriften fallen. Eine Regelung für diesen Sachverhalt findet sich in § 5 Abs. 4 des Mustervertrages über die (Mit-) Nutzung der Infrastruktur des Krankenhauses (vgl. Vertragsmuster 5).

10) Es ist erwünscht, dass dem Belegarzt eine bestimmte Zahl von Betten zur Verfügung gestellt wird. Es kann aber auch vorkommen, dass ein Krankenhaus aus örtlichen Gründen nur Streubetten von Fall zu Fall zur Verfügung stellen kann. In diesem Fall könnte Abs. 1 etwa folgende Fassung erhalten:

„Die Zahl der dem Belegarzt zur Verfügung stehenden Betten richtet sich nach der wechselnden Belegung des Krankenhauses. Ein Rechtsanspruch auf Zuteilung von Betten in bestimmten Räumen oder auf eine bestimmte Zahl von Betten besteht nicht. Die Zuteilung der Betten an den Belegarzt obliegt – im Benehmen mit dem leitenden Arzt des Krankenhauses und dem Belegarzt – dem Krankenhaus. Bei der Belegung der Betten sind die Allgemeinen Vertragsbedingungen (AVB) des Krankenhauses zu beachten."

11) Derartige Pflichten können sich aus gesetzlichen Vorschriften, Verordnungen oder auch Richtlinien des Gemeinsamen Bundesausschusses ergeben. Ein Beispiel kann die Information des Patienten bei Implantaten und die Pflicht zur Erstellung eines Implantatpasses nach der Medizinprodukte-Betreiberverordnung (MPBetreibV) sein. Gemäß § 16 Abs. 1 MPBetreibV hat die für die Implantation verantwortliche Gesundheitseinrichtung unverzüglich nach Abschluss der Implantation eines Medizinproduktes dem Patienten Informationen in einer Form bereitzustellen, die einen schnellen Zugang ermöglichen u.a. zu den Angaben zum Produkt, im Hinblick auf zu ergreifende Vorkehrungen oder Vorsichtsmaßnahmen, zu Angaben zur voraussichtlichen Lebensdauer des Produkts und zu den notwendigen Folgemaßnahmen sowie etwaige weitere Angaben, um den sicheren Gebrauch des Produkts durch den Patienten zu gewährleisten, und darüber hinaus einen Implantationsausweis zur Verfügung zu stellen.

12) Unabhängig hiervon ergeben sich ärztliche Meldepflichten aus den Gesetzen zur Bekämpfung übertragbarer Krankheiten (Infektionsschutzgesetz), gemeingefährlicher Krankheiten oder Geschlechtskrankheiten in Verbindung mit den hierzu ergangenen Durchführungsverordnungen. Nicht zu den ärztlichen Meldepflichten

zählen jedoch die spezialgesetzlichen Meldepflichten der Meldegesetze der Länder.

[13] Das OLG München (Urteil vom 21.09.2006, Az.: 1 U 2161/06, VersR 2007, S. 797 f.) sowie das OLG Hamm (Urteil vom 30.01.2008, Az.: 3 U 71/07) haben entschieden, dass der Belegarzt innerhalb des von ihm betreuten Fachgebietes entscheiden muss, welche medizinischen Geräte und Apparaturen für eine sachgemäße Durchführung seiner ärztlichen Tätigkeit erforderlich sind und durch geeignete Maßnahmen sicherzustellen hat, dass diese beschafft werden und bereitstehen. Danach ist der Belegarzt verpflichtet, den Belegkrankenhausträger auf das Fehlen erforderlicher Geräte hinzuweisen.

[14] Der Belegarzt hat für den ordnungsgemäßen Zustand dieser Geräte Sorge zu tragen.

[15] Hintergrund dieser Regelung ist, dass Krankenhäuser die Qualitätssicherungsdaten der belegärztlichen Leistungen in der externen stationären Qualitätssicherung erfassen und wie die übrigen Krankenhausleistungen behandeln. Dementsprechend fließen die Ergebnisse von Leistungen, die von Belegärzten erbracht werden, in die strukturierten Qualitätsberichte der einzelnen Krankenhäuser und auch in den jährlichen Qualitätsreport der Institution nach § 137a SGB V ein. Der Gemeinsame Bundesausschuss (G-BA) hatte die belegärztlichen Leistungen allerdings mit Beschluss vom 19.02.2015 für das erste sektorenübergreifende Qualitätssicherungsverfahren im Bereich der Koronarangiographie und der perkutanen Koronarintervention (sog. PCI) in Orientierung an § 121 Abs. 2 SGB V dem vertragsärztlichen Organisationsbereich der Maßnahme zugeordnet. Dadurch wurde auch die Einhaltung von Struktur- und Prozessanforderungen für stationäre Leistungen bei belegärztlichen Leistungen künftig in Frage gestellt. Um dies zu verhindern, hat der Gesetzgeber durch das Krankenhausstrukturgesetz (KHSG) vom 10.12.2015 (BGBl. I, Seite 2229) zum 01.01.2016 klargestellt, dass für belegärztliche Leistungen die Richtlinien und Beschlüsse des G-BA nach §§ 136 bis 136b SGB V zur Qualitätssicherung im Krankenhaus gelten, und zwar bis zum Inkrafttreten vergleichbarer Regelungen für die vertragsärztliche oder sektorenübergreifende Qualitätssicherung (§ 121 Abs. 6 S. 1 SGB V). Mit der auflösend bedingten Anordnung der Geltung stationärer Qualitätssicherungsvorgaben für belegärztliche Leistungen werde gesetzlich sichergestellt, dass diese den Vorgaben für das Krankenhaus entsprechen, dessen bereitgestellte Dienste, Einrichtungen und Ressourcen der Belegarzt in Anspruch nehme. An dieser Einbindung der belegärztlichen Leistungen in die stationäre Qualitätssicherung werde so lange festgehalten, wie der G-BA noch keine gleichwertigen Maßnahmen der vertragsärztlichen oder sektorenübergreifenden Qualitätssicherung beschlossen habe (BT-Drucksache 18/6586 vom 04.11.2015, Seite 119). Aufgrund dieser gesetzlichen Klarstellung besteht bei § 9 des Vertragsmusters kein Änderungsbedarf hinsichtlich des G-BA-Beschlusses vom 19.02.2015 zur PCI.

[16] Repräsentant oder zuständiges Organ des Krankenhausträgers, wie z.B. Geschäftsführer, Landrat, Oberbürgermeister, Vorsitzender des Kuratoriums.

[17] Bei Meinungsverschiedenheiten in medizinischen Fragen sollen die Berufsverbände der beteiligten Ärzte und die Landesärztekammer, bei Meinungsverschiedenheiten in berufsrechtlichen Fragen soll die Ärztekammer gehört werden.

[18] Ggf. auf Vorschlag des Belegarztes.

[19] Bereits mit Urteil vom 16.04.1996 (Az.: VI ZR 190/95, NJW 1996, S. 2429 ff.) hat der BGH entschieden, dass der Belegarzt dem Pflegepersonal des Belegkrankenhauses keine Aufgaben übertragen darf, die die fachliche Kompetenz übersteigen. Im Rahmen seiner Organisationspflicht muss der Krankenhausträger daher regelmäßig überprüfen, ob diese Einschränkungen des Weisungsrechts auch tatsächlich beachtet und umgesetzt werden.

[20] Um möglichen Auseinandersetzungen im Vorfeld zu begegnen, bietet es sich an, anhand des Fachgebietes und in Absprache mit der Krankenpflegeschule eine feste Stundenzahl mit dem Belegarzt zu vereinbaren.

[21] Die Personal- und Sachmittelgestellung an Belegärzte ist umsatzsteuerfrei, da es sich um eng verbundene Umsätze nach § 4 Nr. 14 b UStG (Art. 13 Teil A Abs. 1 c der Richtlinie 77/388/EWG) handelt.

Dies wird ausdrücklich in der Verwaltungsregelung des Bundesministeriums der Finanzen zur Anwendung des Umsatzsteuergesetzes – Umsatzsteuer-Anwendungserlass (UStAE) vom 1. Oktober 2010, BStBl I S. 846, Stand: 15.08.2024 – bestätigt. In Abschnitt 4.14.6. des UStAE heißt es:

„Unter den Voraussetzungen des Absatzes 1 Satz 2 können zu den eng verbundenen Umsätzen gehören: [...]

5. [...] die Überlassung von Einrichtungen, z.B. Operationssaal, Röntgenanlage, medizinisch-technische Großgeräte und die damit verbundene Gestellung von medizinischem Hilfspersonal durch Einrichtungen nach § 4 Nr. 14 Buchstabe b UStG an andere Einrichtungen dieser Art, an angestellte Ärzte für deren selbständige Tätigkeit und an niedergelassene Ärzte zur Mitbenutzung; [...]"

[22] Die entgeltliche Personal- und Sachmittelgestellung an Belegärzte wird jedoch von Finanzbehörden im steuerbegünstigten (gemeinnützigen) Krankenhaus als steuerpflichtiger wirtschaftlicher Geschäftsbetrieb angesehen (vgl. Hessisches Ministerium der Finanzen vom 23.02.2012, Az.: S 0186 A – 009 – II4a; s.a. Verfügung betreffend wirtschaftliche Geschäftsbetriebe bei Krankenhäusern der OFD Frankfurt vom 19. August 2013, Az.: S 0186 A – 6 – St 53). Dies wurde bestätigt durch zwei Urteile des Bundesfinanzhofes (BFH) vom 14.12.2023 (Az.: V R 2/21 und V R 28/21). Darin hat der BFH klargestellt, dass Einnahmen aus der entgeltlichen Zurverfügungstellung von Räumlichkeiten, Sachmitteln oder Personal dem wirtschaftlichen Geschäftsbetrieb eines Krankenhausbetriebes zuzuordnen sind.

Der niedergelassene Arzt im Krankenhaus – Vertragsmuster

Die hieraus erzielten Gewinne unterliegen der Körperschaftsteuer (nebst Solidaritätszuschlag) und der Gewerbesteuer, sofern die sog. Besteuerungsgrenze – bezogen auf alle Einnahmen (nicht: Gewinne) des Krankenhauses aus allen steuerpflichtigen wirtschaftlichen Geschäftsbetrieben – von gegenwärtig € 45.000 jährlich überschritten wird. Die steuerliche Gewinnermittlung ist in solchen Fällen schwierig und erfolgt häufig pauschal in der Weise, dass ein Gewinn in Höhe eines Prozentsatzes der Kostenerstattungen nebst Vorteilsausgleichen geschätzt wird.

[23] Es bestehen grundsätzlich keine Bedenken, wenn Krankenhausträger Belegärzten für deren konsiliarärztliche Leistungen bei Patienten, die in Anstaltsabteilungen allgemeine Krankenhausleistungen in Anspruch nehmen, einen Vergütungsanspruch einräumen wollen; die Entscheidung hierüber liegt allein bei den Vertragsparteien.

Die Vergütung kann pauschal oder in Form einer Einzelleistungsvergütung erfolgen.

[24] Zwischen den Vertragsparteien kann ggf. ein Vorteilsausgleich vereinbart werden.

[25] Die Regelung geht davon aus, dass für alle Patienten (auch privat versicherte Patienten) ein einheitliches Entgelt an den Belegarzt gezahlt wird. Für die Vereinbarung der Vergütung bietet sich in erster Linie eine Pauschalhonorar auf der Basis eines Prozentsatzes der DRG-Erlöse des Krankenhauses oder ein fester Eurobetrag auf Leistungsbasis an. Eine Bindung an die GOÄ besteht dabei im Vergütungsverhältnis zwischen Belegarzt und Krankenhaus nicht (vgl. Urteil des BGH vom 12.11.2009, Az.: III ZR 110), so dass ein Pauschalhonorar ohne Bezug auf die GOÄ vereinbart werden kann.

[26] Das OLG Karlsruhe hat mit Urteil vom 16.05.2001 (Az.: 7 U 46/99, VersR 2003, S. 116 ff.) entschieden, dass der Träger eines Belegkrankenhauses für die Fehler des bei ihm angestellten Personals nur so lange haftet, als dieses eigenverantwortlich und ohne Leitung des Belegarztes tätig wird (so auch bereits BGH, Urteil vom 16.05.2000, Az. VI ZR 321/98). Sobald das bereitgestellte Personal auf Weisung des Belegarztes tätig wird, ist dieser verantwortlich. Demgemäß hat das Urteil des OLG Schleswig-Holstein vom 28.03.2008 (Az. 4 U 34/07) die Haftung des Krankenhausträgers eines Belegkrankenhauses bejaht, weil die im Krankenhaus tätigen Pflegekräfte dem Belegarzt keine Mitteilung von auffälligen postoperativen Veränderungen des Patienten gemacht hatten.

Mit Urteil vom 13.10.2004 (Az.: 7 U 122/03, ArztRecht 2005, S. 266 f.) hat das OLG Karlsruhe festgestellt, dass der Belegkrankenhausträger nicht für die Entscheidung des Belegarztes über die Eignung des Krankenhauses für die erforderliche Behandlung haftet. Die Erhebung des medizinischen Befundes, die Diagnose und die sich daran anschließende Entscheidung, welche

2. MVZ-Belegarztvertrag/Kooperativer Belegarztvertrag

Behandlungsmaßnahmen erforderlich sind und ob diese im Krankenhaus durchgeführt werden können, fällt in den medizinisch-ärztlichen Bereich und damit in den Verantwortungsbereich des Belegarztes. Dieser hat zu entscheiden, ob die sachliche und personelle Ausstattung, die der Träger des Belegkrankenhauses zur Verfügung stellt, zur Bewältigung der zu erwartenden Behandlungsaufgabe ausreicht.

An diesen Entscheidungen wird deutlich, dass der Belegarzt für seine ärztlichen Entscheidungen haftet und sich auch Fehler des ihm zur Verfügung gestellten Personals zurechnen lassen muss, sofern das Personal auf seine Anweisung hin bzw. unter seiner Leitung tätig wird.

27) Die angemessenen Deckungssummen sollten Krankenhausträger und Arzt unter Berücksichtigung des Risikopotenzials des jeweiligen Fachgebietes feststellen. Besondere Risiken bestehen z.B. in geburtshilflichen Abteilungen, der Neurochirurgie sowie der Pädiatrie und der Humangenetik.

28) Es kann auch vorgesehen werden, die Tätigkeit des Belegarztes in die Haftpflichtversicherung des Krankenhauses einzubeziehen. In diesem Fall ist Abs. 2 wie folgt zu ergänzen:

„Erfolgt ein Einschluss in die Haftpflichtversicherung des Krankenhauses, so trägt der Belegarzt die anteilige Prämie."

29) § 16 ist anders zu gestalten, wenn der Belegarzt ausnahmsweise seine Praxis im Krankenhaus hat.

30) Es sind verschiedene Möglichkeiten einer ambulanten Tätigkeit des Belegarztes im Krankenhaus denkbar (z.B. Praxis des Belegarztes auf dem Gelände des Krankenhauses oder in den Räumen des Krankenhauses). Eine Vereinbarung sollte getroffen werden; Teil einer solchen Regelung muss die Erstattung des in diesem Zusammenhang anfallenden Aufwandes sein (z.B. ambulantes Operieren).

31) Soweit eine Vereinbarung über die Durchführung von ambulanten Leistungen geschlossen wird, ergeben sich die näheren Einzelheiten einschließlich der Kostenerstattungsregelung aus dem Mustervertrag über die Nutzung der Infrastruktur des Krankenhauses (vgl. Vertragsmuster 5).

32) Beispiele der Kostenerstattungsregelung bei Notfallbehandlungen und sonstigen ambulanten Tätigkeiten finden sich im Mustervertrag über die Nutzung der Infrastruktur des Krankenhauses (vgl. Vertragsmuster 5).

33) Der Begriff „nicht nur vorübergehend" ist entsprechend den landesrechtlichen Regelungen (Krankenhausgesetze der Länder) auszufüllen.

34) Entsprechendes gilt, wenn der Belegarzt im Durchschnitt des vorangegangenen Kalenderjahres weniger Betten genutzt hat und hierfür keine Gründe maßgebend waren, die die zeitliche Unterbelegung rechtfertigen. Der Prozentsatz ist von den Vertragspartnern unter Berücksichtigung der Landeskrankenhausgesetze zu bestimmen.

35) Da es seit 2009 keine Altersgrenzen mehr für Vertragsärzte gibt, ist hier ein konkretes Datum einzusetzen, an dem der Vertrag enden soll. Sollte geplant sein, dass der Vertrag automatisch mit dem Ende der Zulassung des Belegarztes zur vertragsärztlichen Versorgung endet, ist § 18 Abs. 1 wie folgt zu formulieren:

„*Der Vertrag tritt am _____ [Datum] in Kraft; er wird auf unbestimmte Zeit geschlossen. Er endet automatisch mit dem Ende der Zulassung des Belegarztes zur vertragsärztlichen Versorgung.*"

36) Der BGH hat diesbezüglich mit Urteil vom 20.07.2006, Az.: III ZR 145/05, entschieden, dass in der Regel sechs Monate angemessen sind, um dem anderen Vertragsteil die im Hinblick auf die Kündigung notwendigen Dispositionen zu ermöglichen.

3 Konsiliararztvertrag

3.1 Vorbemerkung

Die Verwendung des Vertragsmusters „Konsiliararztvertrag" ermöglicht Krankenhausträgern die Hinzuziehung externer Ärzte in die Behandlungsabläufe im Krankenhaus und eine flexible Vereinbarung der Zusammenarbeit mit diesen Ärzten.

Zwar wurden die Möglichkeiten der Zusammenarbeit zwischen Krankenhäusern und niedergelassenen (Vertrags-)Ärzten in der jüngeren Vergangenheit durch verschiedene Gesetzgebungsverfahren[121] deutlich erweitert, so dass das Vertragsmuster „Konsiliararztvertrag" grundsätzlich auch über die reine Konsiliararzttätigkeit hinaus für inhaltlich umfassendere Kooperation zwischen Krankenhausträgern und externen Kooperationspartnern (niedergelassene Ärzte oder auch andere Krankenhäuser) bis hin zur eigenverantwortlichen und selbständigen Erbringung von Hauptleistungen verwendet werden kann. Dabei ist jedoch zu beachten, dass Kooperationen mit externen Ärzten in diesem Umfang – im Gegensatz zu Konsiliararztverhältnissen, bei denen die betreffenden Ärzte vom Krankenhaus nur zu ergänzenden Behandlung hinzugezogen werden, weil das betreffende Fachgebiet im Krankenhaus nicht vorhanden ist oder die Hinzuziehung eines Spezialisten erforderlich ist – oftmals mit nicht unerheblichen sozialversicherungsrechtlichen Risiken für den Krankenhausträger verbunden sind.[122]

Das Leistungsspektrum kann in diesem Vertragsmuster ausgehend von vereinzelten Leistungen bis hin zur eigenverantwortlichen und selbständigen Erbringung von Hauptleistungen in größerem Umfang definiert werden.

Einzelne vertragliche Besonderheiten – je nachdem, ob es sich um einen reinen Konsiliararzt oder um einen anderen externen Arzt handelt – sind durch Anmerkungen in Endnoten dargestellt.

---

[121] Beginnend mit dem Vertragsarztrechtsänderungsgesetz (VÄndG) über die Klarstellungen zur Zulässigkeit von Kooperationen zwischen Krankenhäusern und Vertragsärzten im Rahmen der ambulanten Behandlung nach § 115b SGB V im GKV-Versorgungsstrukturgesetz (GKV-VStG) bis hin zu den Regelungen zur Zulässigkeit der Erbringung von Krankenhausleistungen auch durch externe Ärzte gemäß § 2 Abs. 1 KHEntgG/BPflV im Rahmen des Psych-Entgeltgesetzes (PsychEntgG).

[122] Vgl. hierzu nachfolgend Punkt 3.1.4.

3.1.1 Erbringung der allgemeinen Krankenhausleistungen durch Dritte

Krankenhäuser erbringen allgemeine Krankenhausleistungen entweder mit eigenen Kräften und Einrichtungen oder beschaffen diese auf eigene Kosten, d.h. nehmen fremde Dienste in Anspruch, wenn sie bestimmte Leistungen nicht mit eigenem Personal erbringen können.[123]

Grundlage für die Erbringung von Leistungen durch Dritte bilden seit dem 01.12.2012 die §§ 2 Abs. 1 S. 1 Krankenhausentgeltgesetz (KHEntgG) und Bundespflegesatzverordnung (BPflV). Danach erfolgt die Erbringung von Krankenhausleistungen, insbesondere die ärztliche Behandlung, „auch durch nicht fest angestellte Ärztinnen und Ärzte". An der Zulässigkeit von Kooperationen zwischen Krankenhäusern und externen Ärzten ist somit nicht mehr zu zweifeln, zumal der Gesetzgeber in der Gesetzesbegründung ausdrücklich darauf verwiesen hat, dass die Vorgabe für Krankenhäuser, nach § 107 Abs. 1 Nr. 3 SGB V jederzeit verfügbares ärztliches Personal vorzuhalten, „statusneutral" zu verstehen sei.[124]

Diese gesetzlichen Möglichkeiten entbinden die Krankenhäuser jedoch nicht von ihrer Gesamtbehandlungsverantwortung gegenüber den Patienten, mithin also diese stets umfassend zu versorgen. Die bundesgerichtliche Rechtsprechung kam daher 2013[125] und 2015[126] zu dem Ergebnis, dass von etwaigen Drittleistungen allenfalls ergänzende oder unterstützende Leistungen, niemals jedoch die Haupt- oder Kernleistung, erfasst würden. Ausgenommen davon blieben lediglich Labor- und Radiologieleistungen, also Leistungen zweier klassischer Ausgliederungsbereiche. Im Urteil des BSG vom 26.04.2022[127] wurden die Begriffe „Haupt- und Kernleistung" dann durch den Begriff der „wesentlichen Leistungen" ersetzt, verbunden mit der Klarstellung, wonach „wesentlich" in diesem Sinne alle Leistungen seien, die in der ausgewiesenen Fachabteilung regelmäßig notwendig seien, mit Ausnahme unterstützender und ergänzender Leistungen, wie zum Beispiel Laboruntersuchungen oder radiologische Untersuchungen. Die hier streitbefangenen strahlentherapeutischen Leistungen wurden vom BSG gleichwohl als wesentliche Leistung angesehen, da das Krankenhaus über einen entsprechenden Versorgungsauftrag verfügte, die betreffende Fachabteilung jedoch zuvor geschlossen hatte. Im jüngsten Urteil des BSG aus 2023 wurde einem Krankenhaus die Zulässigkeit der Hinzuziehung externer Strahlentherapeuten über eine Drittleistungsveranlassung während der Krankenhausbehandlung gerade deswegen abgesprochen, weil das Krankenhaus selbst über keinen eigenen

---

[123] Dietz/Bofinger, KHG, BPflV und Folgerecht, Kommentare, Bd. I, Anhang BPflV § 2 BPflV II.4., 10.

[124] Siehe Beschlussempfehlung und Bericht des Ausschusses für Gesundheit (14. Ausschuss) vom 13.06.2012 – BT-Drs. 17/9992, S. 26 ff.

[125] Siehe Urteil vom 19.09.2013 – B 3 KR 8/12 R = BSGE 114, 237.

[126] Siehe Urteil vom 17.11.2015 – B 1 KR 12/15 R = BSGE 120, 69.

[127] Veröffentlicht in BSGE 134, 132.

Versorgungsauftrag für die Strahlentherapie verfüge und Drittleistungen nur innerhalb bestehender Versorgungsaufträge veranlasst werden dürften.[128]

Dies deutet darauf hin, dass eine Abrechenbarkeit von veranlassten Drittleistungen nach § 2 Abs. 2 S. 2 Nr. 2 KHEntgG nach der jüngsten Rechtsprechung des BSG ggf. nur noch dann in Betracht käme, wenn die betreffenden Leistungen Bestandteil des Versorgungsauftrages des Krankenhauses sind und es sich bei ihnen lediglich um unterstützende oder ergänzende Leistungen handelt. Hinsichtlich der klassischen Ausgliederungsbereiche der Laboruntersuchungen und radiologischen Untersuchungen hat das BSG in seiner voranstehenden Rechtsprechung bereits ein positives Votum abgegeben (s.o.).

3.1.2 Erbringung von wahlärztlichen Leistungen durch Dritte

Krankenhäuser müssen wahlärztliche Leistungen nicht ausschließlich mit eigenem Personal erbringen, d.h. mit eigenen liquidationsberechtigten Ärzten, da sich die Liquidationskette auch auf Ärzte und ärztlich geleitete Einrichtungen **außerhalb** des Krankenhauses, sofern die liquidationsberechtigten Ärzte diese Leistungen veranlasst haben, erstreckt (externe Liquidationskette), vgl. § 17 Abs. 3 KHEntgG.[129] Zu dieser externen Liquidationskette ist auch der Konsiliararzt zu zählen, da dieser regelhaft auf Veranlassung der beamteten oder angestellten Krankenhausärzte tätig wird.

Entscheidend ist hier jedoch, dass die Einbeziehung des externen Arztes oder der externen Einrichtung durch einen liquidationsberechtigten, im Krankenhaus angestellten oder verbeamteten Wahlarzt **veranlasst** wird.[130] Der Konsiliararztvertrag selbst ersetzt diese Veranlassung nicht. Vielmehr muss diese noch hinzukommen als Ausdruck der herausgehobenen Kompetenz und besonderen Erfahrungen des liquidationsberechtigten Arztes, der aufgrund individueller Entscheidung (und nicht standardvertraglich) einen Drittarzt einbindet, der das besondere Vertrauen des liquidationsberechtigten Krankenhausarztes genießt.[131]

Entscheidet sich das Krankenhaus dazu, auch externe Ärzte in die Liquidationskette einzubeziehen, ist im Hinblick auf die dem Arzt in § 10 GOÄ eingeräumte Möglichkeit, den dort näher bestimmten Materialaufwand für seine Behandlungen abzurechnen, eine Vereinbarung zu treffen (siehe § 5 Abs. 3 des Konsiliararztmusters). Für den Fall,

---

[128] Siehe Urteil vom BSG vom 29.08.2023 – B 1 KR 18/22 R = MedR 2024, 285

[129] Vgl. ausführlich: Wagener/Schwarz in: Berliner Kommentar, 2. Aufl. 2005, § 17 KHEntgG Erl. 4.1 sowie Dietz/Bofinger, KHG, BPflV und Folgerecht, Kommentare, Bd. I, Anhang BPflV § 22 BPflV IV.8.

[130] Siehe Urteile des LG Stade vom 20.05.2015 – 4 S 45/14 = MedR 2016, 280, des LG Kiel vom 31.05.2013 – 1 S 75/12 = MedR 2014, 31.

[131] Siehe Urteil des OLG Düsseldorf 12.09.2019 – I-8 U 140/17 = BeckRS 2019, 33228 Rn. 18, sowie Böhnke in: Dettling/Gerlach, Onlinekommentar Krankenhausrecht, KHEntgG, § 17, Rn. 42 m.w.N.

dass dies in Einzelfällen nicht möglich oder gewünscht sein sollte, empfiehlt sich unbedingt eine vorherige Abstimmung der Parteien, damit es nicht zu Abrechnungsproblemen kommt.

Mit dem Krankenhaus kooperierende Honorarärzte hingegen können nach der Rechtsprechung des BGH[132] vom Krankenhausträger **nicht** als Wahlärzte bzw. Stellvertreter von Wahlärzten des Krankenhauses eingesetzt werden, da sie weder am Krankenhaus angestellt noch beamtete Ärzte im Sinne des § 17 Abs. 3 S. 1 KHEntgG seien, weswegen entsprechende Wahlleistungsvereinbarungen aus Sicht des BGH wegen Gesetzesverstoßes nach § 134 BGB nichtig seien.[133]

3.1.3 Gestaltungsmöglichkeiten

Arbeitsrechtliche Vorschriften, insbesondere das Kündigungsschutzgesetz und tarifvertragliche Regelungen, denen der Krankenhausträger unterliegt, finden auf das Vertragsverhältnis zwischen Krankenhausträger und einem Konsiliararzt **keine** Anwendung.[134]

Im Hinblick auf die Kooperation mit weiteren externen Ärzten besteht demgegenüber nach den Änderungen des VÄndG auch die Möglichkeit der Anstellung im Krankenhaus. Das hier dargestellte Muster „Konsiliararztvertrag" geht jedoch von einer **freien Mitarbeiterschaft** des Arztes aus. (Hinsichtlich eines Anstellungsverhältnisses vgl. die Checkliste zum Arzt in Teilzeitanstellung unter 4).

3.1.4 Scheinselbständigkeit

Im Falle der Anwendung des Vertragsmusters „Konsiliararztvertrag" auf eine Kooperation des Krankenhauses mit einem externen Arzt besteht die Gefahr, dadurch ein scheinselbständiges Beschäftigungsverhältnis zu begründen. Erstmals im Zusammenhang mit der Kooperation zwischen Krankenhäusern und Honorarärzten aufgetreten, hat diese Thematik grundsätzliche Relevanz bei Kooperationen zwischen Krankenhäusern und externen Ärzten.

Spätestens seit den Urteilen des BSG vom 04.06.2019 über die Freiberuflichkeit von Honorarärzten in Krankenhäusern kann davon ausgegangen werden, dass deren Tätigkeit in Krankenhausabteilungen – vergleichbar mit der Tätigkeit angestellter

---

[132] Vgl. Urteil vom 16.10.2014 – III ZR 85/14.

[133] Die gegen dieses Urteil eingelegte Verfassungsbeschwerde wurde vom BVerfG mit Beschluss vom 03.03.2015 – 1 BvR 3226/14, nicht zur Entscheidung angenommen. Im Ergebnis ebenso Böhnke in: Dettling/Gerlach, Onlinekommentar Krankenhausrecht, KHEntgG, § 17, Rn. 39 ff. m.w.N.

[134] Renzewitz in: Robbers/Wagener, Vertragsärztliche Tätigkeit im Krankenhaus, Band 5, B IV 1.2.

Krankenhausärzte – keine Selbstständigkeit darstellt, sondern ein abhängiges Beschäftigungsverhältnis begründet.[135]

Daraus folgt, dass je intensiver ein externer Arzt in den betrieblichen Ablauf eines Krankenhauses eingegliedert wird, desto höher auch das Risiko der Begründung einer scheinselbständigen Tätigkeit bzw. eines abhängigen Beschäftigungsverhältnisses ist. Von einer solchen Eingliederung in die betrieblichen Abläufe des Krankenhauses kann nach der geltenden Rechtsprechung beispielsweise schon dann ausgegangen werden, wenn

- der Arzt **nicht** frei über seine Arbeitszeiten bestimmen kann, weil ihm die Wahrnehmung anderer Tätigkeiten vertraglich verboten ist, ihm seine Dienstzeiten vom Krankenhausträger in den Dienstplänen einseitig vorgegeben werden oder sogar eine ständige Dienstbereitschaft erwartet wird, bzw.

- der Arzt auf die Ausgestaltung der Arbeitsorganisation keinen Einfluss hat,

- vertragliche Regelungen getroffen werden, nach denen der Arzt Anspruch auf Urlaubs- und Weihnachtsgeld oder sonstige Gratifikationen hat, die ansonsten nur angestellten Ärzten zukommen, er seine Urlaubszeiten verbindlich mit dem Krankenhausträger abstimmen muss, er Anspruch auf Entgeltfortzahlung im Krankheitsfall haben soll oder die Einbeziehung des Arztes in das Zeiterfassungssystem des Krankenhauses erfolgt, und

- der Arzt kein nennenswertes unternehmerisches Risiko trägt, indem er die personellen und sachlichen Ressourcen des Krankenhauses nutzt, ohne eigene Betriebsmittel einzubringen.

Die Vertragsparteien müssen vor Vertragsabschluss somit die Wahl darüber treffen, ob der Arzt als freier Mitarbeiter oder als Angestellter – ggf. auch in Form einer Teilzeitanstellung – tätig werden soll.[136] In diesem Zusammenhang steht es jedem Krankenhausträger überdies frei, im Vorfeld einer Kooperation den sozialversicherungsrechtlichen Status des Arztes im Wege des Anfrageverfahrens nach § 7a SGB IV klären zu lassen.

---

[135] Vgl. Urteil des BSG vom 04.06.2019 – B 12 R 11/18 R = NJW 2019, 3020 ff., sowie Korthus in: das Krankenhaus 11/2019, 970 ff.

[136] Bezüglich der sich aus einer etwaigen Scheinselbständigkeit ergebenden arbeits- und sozialversicherungsrechtlichen Konsequenzen für das Krankenhaus wird ebenfalls verwiesen auf das Arbeitspapier der Deutschen Krankenhausgesellschaft *„Honorarärzte in Krankenhäusern – eine arbeits- und sozialversicherungsrechtliche Standortbestimmung"* vom 05.06.2014, abrufbar unter www.dkgev.de, sowie Korthus a.a.O.

3.1.5 Mitbestimmungsrecht des Betriebsrates/der Mitarbeitervertretung

Die konsiliarische Hinzuziehung externer Ärzte ist auch aus mitbestimmungsrechtlicher Sicht zu betrachten. Werden in diesem Rahmen abhängige Beschäftigungsverhältnisse begründet, wäre dies als Einstellung grundsätzlich eine mitbestimmungspflichtige Angelegenheit im Sinne von § 99 Betriebsverfassungsgesetz (BetrVG), soweit das BetrVG Anwendung findet.[137]

Bei der Beschäftigung von freien Mitarbeitern hätte der Betriebsrat nach § 80 Abs. 2 BetrVG ein Informationsrecht gegenüber dem Arbeitgeber, anhand dessen der Betriebsrat prüfen kann, ob tatsächlich eine freie Mitarbeit vorliegt.[138]

Bei Kliniken in kirchlicher Trägerschaft sind Beteiligungsrechte der Mitarbeitervertretung zu berücksichtigen[139], bei öffentlichen Rechtsformen, z.B. kommunalen Krankenhäusern, die Personalvertretungsgesetze, die ähnliche Mitbestimmungstatbestände enthalten.

Bitte beachten:

Die in dem Muster selbst oder in den Endnoten gemachten Anmerkungen sind unbedingt zu beachten, da teilweise eine Unterscheidung zu treffen ist bzw. es an einigen Stellen einer individuellen Ausgestaltung bedarf.

---

[137] Meier, Arbeitnehmerstatus von „locum-Ärzten" an Krankenhäusern?, MedR 2007, 709, 713 m.w.N.

[138] So auch BAG mit Beschluss vom 15.12.1998 – 1 ABR 9/98 = NZA 1999, 722.

[139] Vgl. zu Vorstehendem: Meier, a.a.O.

3.2 Mustervertrag

Konsiliararztvertrag

– mit Liquidationsrecht –

Alternative:
– mit Beteiligungsvergütung –

zwischen

Herrn/Frau Dr. _____
– *nachfolgend Arzt genannt* –
                        und

dem Krankenhaus*träger* _____, vertreten durch _____
– *nachfolgend Krankenhaus genannt* –

§ 1
Vertragszweck

(1) Der Arzt verpflichtet sich, im Fachgebiet _____ [*Fachgebiet*] die vom Krankenhaus jeweils angeforderten ärztlichen Leistungen bei Patienten, die vor-/nachstationär, teilstationär oder vollstationär versorgt werden, zu erbringen.

(2) Ärztliche Leistungen im Sinne dieses Vertrages sind:[1)]

_____
_____

(3) Der Auftragsrahmen der konsiliarärztlichen Leistungen im Einzelnen wird durch die Anforderungen des zuständigen Leitenden Abteilungsarztes oder seines Vertreters auf dem Konsilschein bestimmt.[2)]

§ 2
Rechtliche Stellung
und Erbringung der Leistungen

Der Arzt erbringt seine Leistungen selbständig und höchstpersönlich. Er steht zum Krankenhaus weder in einem Anstellungsverhältnis noch in einem arbeitnehmerähnlichen Verhältnis.[3] Der Arzt ist in seiner Verantwortung in Diagnostik und Therapie unabhängig und nur dem Gesetz verpflichtet.[4]

§ 3
Durchführung der konsiliarärztlichen Leistungen

(1) Der Arzt kann bei der Erbringung konsiliarärztlicher Leistungen im Krankenhaus dessen Räume, Einrichtungen und Personal in Anspruch nehmen. Verwendet der Arzt bei der Erbringung konsiliarärztlicher Leistungen im Krankenhaus eigene Untersuchungs- oder Behandlungsgeräte, wird eine Entschädigung hierfür nicht gewährt.

(2) Der Arzt verpflichtet sich, die bei der Untersuchung oder Behandlung erhobenen Befunde sowie die sich daraus ergebenden Beurteilungen dem zuständigen leitenden Abteilungsarzt zur Aufnahme in die Krankengeschichte zur Verfügung zu stellen. Das gleiche gilt für Röntgenaufnahmen, Elektrokardiogramme und ähnliche Unterlagen und Aufzeichnungen.

§ 4
Abrechnung der konsiliarärztlichen Leistungen

(1) Der Arzt berechnet das Entgelt für seine konsiliarärztlichen Leistungen in den Hauptabteilungen des Krankenhauses:

    a. bei Patienten, die gem. § 17 KHEntgG wahlärztliche Leistungen mit dem Krankenhaus vereinbart haben, gegenüber dem Patienten[5],

    b. bei allen anderen Patienten gegenüber dem Krankenhaus.[6]

(2) Das Krankenhaus teilt dem Arzt mit dem Konsilschein bei der Erteilung des Auftrages zur Erbringung ärztlicher Leistungen mit, zu welchem Personenkreis der Patient zählt.[7]

(3) Die gegenüber dem Krankenhaus abzurechnenden Entgelte sind jeweils zum Ende eines Monats in Rechnung zu stellen und werden einen Monat nach Zustellung der Rechnung fällig.

§ 5
Vergütung ärztlicher Leistungen und Sachmittel

(1) In den Fällen des § 4 Abs. 1a) berechnet der Arzt die Vergütung nach der Maßgabe der Gebührenordnung für Ärzte (GOÄ) in der jeweils gültigen Fassung.

(2) Für die nach § 4 Abs. 1b) vom Krankenhaus zu vergütenden Leistungen erhält der Arzt ein Entgelt in Höhe von _____.[8]

(3) Der Arzt verwendet im Regelfall Sachmittel des Krankenhauses. Sollte ausnahmsweise die Verwendung eines eigenen Sachmittels des Arztes notwendig sein, hat eine vorherige Abstimmung – auch hinsichtlich der Kosten – mit dem Krankenhaus zu erfolgen.

Alternative „mit Beteiligungsvergütung":

(Sofern dem Konsiliararzt anstelle des Liquidationsrechts eine Beteiligung an den Einnahmen des Krankenhausträgers eingeräumt werden soll, sind die §§ 4 und 5 wie folgt zu fassen und § 6 ist ersatzlos zu streichen:)

§ 4
Abrechnung der konsiliarärztlichen Leistungen

(1) Der Arzt berechnet das Entgelt für seine konsiliarärztlichen Leistungen in den Hauptabteilungen des Krankenhauses:

a. bei Patienten, die gem. § 17 KHEntgG wahlärztliche Leistungen mit dem Krankenhaus vereinbart haben[5a],

b. bei allen anderen Patienten[6]

gegenüber dem Krankenhaus.

(2) Das Krankenhaus teilt dem Arzt mit dem Konsilschein bei der Erteilung des Auftrages zur Erbringung ärztlicher Leistungen mit, zu welchem Personenkreis der Patient zählt.[7]

(3) Die Entgelte sind jeweils zum Ende eines Monats in Rechnung zu stellen und werden einen Monat nach Zustellung der Rechnung fällig.

§ 5
Vergütung ärztlicher Leistungen und Sachmittel

(1) In den Fällen des § 4 Abs. 1a) erhält der Arzt eine Beteiligung an den Einnahmen des Krankenhausträgers aus der gesonderten Berechnung wahlärztlicher Leistungen, die durch ihn höchstpersönlich erbracht wurden, in Höhe von _____ v.H. der hierauf entfallenden Bruttoliquidationseinnahmen.

Bruttoliquidationseinnahmen sind die Summe der tatsächlichen Zahlungseingänge beim Krankenhausträger oder bei Dritten abzüglich etwaiger Umsatzsteueranteile (z.B. bei der Erbringung medizinisch nicht indizierter Leistungen oder der Erstellung nicht stationärer Gutachten etc.).

(2) Für die nach § 4 Abs. 1b) vom Krankenhaus zu vergütenden Leistungen erhält der Arzt ein Entgelt in Höhe von _____ [8)]

(3) Der Arzt verwendet im Regelfall Sachmittel des Krankenhauses. Sollte ausnahmsweise die Verwendung eines eigenen Sachmittels des Arztes notwendig sein, hat eine vorherige Abstimmung – auch hinsichtlich der Kosten – mit dem Krankenhaus zu erfolgen.

§ 6
(Entfällt ersatzlos!)

Alternative 1: Sonstige Pauschalregelung[9)]

§ 6
Nutzungsentgelt

(1) Soweit konsiliarärztliche Leistungen unter Inanspruchnahme des Krankenhauses erbracht werden, hat der Arzt in den Fällen des § 4 Abs. 1a) dem Krankenhaus die dadurch entstehenden Kosten zu erstatten. Das Nutzungsentgelt wird pauschaliert. Die Kostenerstattung beträgt _____. Der Vorteilsausgleich beträgt _____.[10)]

(2) Dem Nutzungsentgelt liegen insbesondere folgende Kostenarten zugrunde:

    a) Personalkosten,
    b) Kosten der Nutzung von Räumen[11)], Einrichtungen und Geräten,
    c) sonstige Sachkosten im betriebswirtschaftlichen Sinn.

(3) Zu den Personalkosten gehören neben den Bruttovergütungen auch der Wert etwaiger Sachbezüge sowie Arbeitgeberanteile zur Sozialversicherung und Zusatzversorgung, Beihilfe u.ä.

(4) Abrechnungszeitraum für das Nutzungsentgelt ist das Kalenderjahr. Bis zur Schlussabrechnung sind jeweils zum 3. Werktag eines Monats Abschlagszahlungen in Höhe von 1/12 des voraussichtlichen Jahresbetrages zu leisten. Die Schlusszahlungen sind jeweils einen Monat nach Zustellung der Rechnung fällig.

(5) Zeigt es sich, dass die Höhe der Kostenerstattung nicht der Höhe der Kosten aufgrund betriebswirtschaftlicher Kalkulationen entspricht, kann der Krankenhausträger – mit Wirkung für die Zukunft – mit einer Ankündigungsfrist von drei Monaten, ohne dass es einer Kündigung dieses Vertrages bedarf, die Kostenerstattung aufgrund Kostenrechnung erheben. Soweit möglich werden die Kosten dem Arzt direkt zugeordnet, im Übrigen nach verursachungsgerechtem Schlüssel verteilt. Soweit eine exakte Erfassung nicht möglich ist, erfolgt eine wirklichkeitsnahe Schätzung durch das Krankenhaus.

Alternative 2: Pauschalregelung nach DKG-NT[12)]

§ 6
Nutzungsentgelt

(1) Soweit konsiliarärztliche Leistungen unter Inanspruchnahme des Krankenhauses erbracht werden, hat der Arzt in den Fällen des § 4 Abs. 1a) dem Krankenhaus die dadurch entstehenden Kosten zu erstatten.

Hierbei handelt es sich um

a. Personalkosten,
b. Kosten der Nutzung von Räumen[11)], Einrichtungen und Geräten,
c. sonstige Sachkosten im betriebswirtschaftlichen Sinn.

(2) Zu den Personalkosten gehören neben den Bruttovergütungen auch der Wert etwaiger Sachbezüge sowie Arbeitgeberanteile zur Sozialversicherung und Zusatzversorgung, Beihilfen u.ä.

(3) Die Kostenerstattung für die Inanspruchnahme des ärztlichen Dienstes (z.B. Assistenz) sowie für die Arztschreibkraft bei der Erbringung von ärztlichen Leistungen wird pauschaliert. Sie beträgt jederzeit widerruflich _____[13)]

(4) Für die Inanspruchnahme von nichtärztlichem Personal, Räumen, Einrichtungen, Geräten und Material erstattet der Arzt die dem Krankenhaus entstehenden Kosten mit den Sätzen der Spalte 5 des DKG-NT Band I in der jeweils gültigen Fassung.[14]

(5) Vorteilsausgleich[15]

(6) Abrechnungszeitraum für das Nutzungsentgelt ist das Kalenderjahr. Bis zur Schlussabrechnung sind jeweils zum 3. Werktag eines Monats Abschlagszahlungen in Höhe von 1/12 des voraussichtlichen Jahresbetrages zu leisten. Die Schlusszahlungen sind jeweils einen Monat nach Zustellung der Rechnung fällig.

Alternative 3: Kostenrechnung

§ 6
Nutzungsentgelt

(1) Soweit konsiliarärztliche Leistungen unter Inanspruchnahme des Krankenhauses erbracht werden, hat der Arzt in den Fällen des § 4 Abs. 1a) dem Krankenhaus die dadurch entstehenden Kosten zu erstatten.

Hierbei handelt es sich um

a. Personalkosten,
b. Kosten der Nutzung von Räumen[11], Einrichtungen und Geräten,
c. sonstige Sachkosten im betriebswirtschaftlichen Sinn.

(2) Zu den Personalkosten gehören neben den Bruttovergütungen auch der Wert etwaiger Sachbezüge sowie Arbeitgeberanteile zur Sozialversicherung und Zusatzversorgung, Beihilfen u.ä.

(3) Für die Inanspruchnahme von Personal, Räumen, Einrichtungen, Geräten und Material erstattet der Arzt die dem Krankenhaus entstehenden Kosten nach der Kostenrechnung.

Das Krankenhaus stellt die Kostenrechnung für den Abrechnungszeitraum nach *Anlage* auf, die Bestandteil dieses Vertrages ist. Dabei werden, soweit möglich, die Kosten direkt zugeordnet, im Übrigen nach verursachungsgerechtem Schlüssel verteilt. Soweit eine exakte Erfassung nicht möglich ist, erfolgt eine wirklichkeitsnahe Schätzung durch das Krankenhaus.

(4) Vorteilsausgleich[15]

(5) Abrechnungszeitraum für das Nutzungsentgelt ist das Kalenderjahr. Bis zur Schlussabrechnung sind jeweils zum 3. Werktag eines Monats Abschlagszahlungen in Höhe von 1/12 des voraussichtlichen Jahresbetrages zu leisten. Die Schlusszahlungen sind jeweils einen Monat nach Zustellung der Rechnung fällig.

§ 7
Anzeigepflicht bei Verhinderung/Vertretung

(1) Der Arzt verpflichtet sich, von allen Verhinderungen bei der Erbringung ärztlicher Leistungen spätestens zwei Wochen vorher, bei unvorhergesehener Verhinderung unverzüglich, dem leitenden Arzt des Krankenhauses Mitteilung zu machen.

(2) Für die Zeit seiner Verhinderung regelt der Arzt seine Vertretung im Einvernehmen mit dem Krankenhaus.[16]

§ 8
Haftung

(1) Der Arzt stellt das Krankenhaus von allen Schadenersatzansprüchen Dritter aus der Erbringung der konsiliarärztlichen Leistungen frei. Er haftet entweder unmittelbar gegenüber dem Patienten oder erstattet bei einer Inanspruchnahme des Krankenhauses diesem im Innenverhältnis alle in diesem Zusammenhang entstehenden Aufwendungen (Schadenersatzsumme, Kosten usw.).

(2) Gleichgültig ist, ob er selbst schuldhaft gehandelt hat oder ein Verschulden eines Erfüllungsgehilfen vorliegt. Mitarbeiter des Krankenhauses, die bei seinen ärztlichen Leistungen mitwirken oder solche Leistungen erbringen, die zum Verantwortungsbereich des Arztes gehören, sind insoweit dessen Erfüllungsgehilfen.

(3) Der Arzt schließt hierfür eine Haftpflichtversicherung mit angemessener Deckungssumme[17] ab, die auch die Haftung der Erfüllungsgehilfen abdeckt, und weist die Versicherung dem Krankenhaus nach.

§ 9
Vertragsdauer, Kündigung

(1) Das Vertragsverhältnis beginnt am _____ [Datum]; es wird auf unbestimmte Zeit geschlossen.

(2) Der Vertrag kann mit einer Frist von 6 Wochen zum Ende eines Quartals gekündigt werden.[18] Arbeitsrechtliche Vorschriften, wie z.b. das Kündigungsschutzgesetz, finden keine Anwendung.

(3) Das Recht zur außerordentlichen Kündigung aus wichtigem Grund bleibt unberührt.

(4) Die Kündigung bedarf der Schriftform.

§ 10
Schlussbestimmungen

(1) Das Krankenhaus verpflichtet sich, mit einem weiteren Arzt des Fachgebiets _____ [Fachgebiet] einen Konsiliararztvertrag nur im Einvernehmen mit dem Arzt abzuschließen. Gleichzeitig verpflichtet sich der Arzt, einen weiteren Konsiliararztvertrag mit einem anderen Krankenhaus nur im Einvernehmen mit dem Krankenhaus abzuschließen.[19]

(2) Der Arzt hat über alle Angelegenheiten, von denen er durch seine Tätigkeit im Krankenhaus Kenntnis erhält – auch nach Beendigung seiner Tätigkeit -, Verschwiegenheit zu bewahren, sofern sie nicht allgemein bekannt sind oder eine Rechtspflicht zur Auskunft besteht. Dies gilt ebenso hinsichtlich der Bedingungen dieses Vertrages.

(3) Änderungen und Ergänzungen dieses Vertrages bedürfen zu ihrer Wirksamkeit der Schriftform; sie müssen ausdrücklich als Vertragsänderungen bzw. Vertragsergänzungen bezeichnet sein. Dies gilt auch für die Aufhebung dieser Schriftformklausel.

§ 11
Salvatorische Klausel

Sollten einzelne Klauseln oder Bestimmungen dieses Vertrags ganz oder teilweise unwirksam sein oder werden oder weist dieser Vertrag Lücken auf, so wird hierdurch die Wirksamkeit des Vertrages im Übrigen nicht berührt. Für diesen Fall verpflichten sich die Parteien, anstelle der unwirksamen Bestimmung rückwirkend eine wirksame Bestimmung zu vereinbaren, welche dem Sinn und Zweck der unwirksamen Bestimmung möglichst nahe kommt. Im Falle einer Lücke werden sie eine Bestimmung vereinbaren, die dem entspricht, was nach Sinn und Zweck dieses Vertrages vereinbart worden wäre, wenn die Angelegenheit bedacht worden wäre.

_____, den _____
(Ort)

_____   _____
(Krankenhausträger)   (Arzt)

Anlage: **Kostenrechnung**[20]

3.3 Anmerkungen

[1] Die zu erbringende Leistung ist zu vereinbaren. Als Beispiele bei der rein konsiliarischen Tätigkeit seien Nachfolgende genannt:
- die Untersuchung des Patienten,
- die nach einer vorausgegangenen Untersuchung des Patienten erfolgende Beratung mit dem Krankenhausarzt zur Stellung der Diagnose oder zur Festlegung des Behandlungsplanes (Konsilium),
- die Untersuchung und Befundung von Körpermaterialien des Patienten.

[2] Sofern eine über das Konsilium hinausgehende Kooperation vereinbart werden soll, kann die Ziffer 3 wie folgt gefasst werden:

„Die Erbringung der ärztlichen Leistungen im Einzelnen wird durch die Anforderungen des zuständigen leitenden Abteilungsarztes oder seines Vertreters bestimmt."

Der zeitliche Rahmen der Leistungserbringung ist unter Berücksichtigung der vertragsärztlichen Pflichten des Arztes entweder im Einzelfall zwischen den Vertragsparteien abzusprechen oder aber es werden bereits konkrete Zeiten für die Tätigkeit im Vertrag selbst festgehalten. Auf eine flexible Regelung der ggf. erforderlichen Behandlung von Notfällen ist zu achten.

Nach der bisherigen Rechtsprechung des BSG war eine Tätigkeit des Vertragsarztes im Krankenhaus parallel zu seiner Niederlassung in Fachrichtungen ohne Patientenkontakt in einem Zeitrahmen von bis zu 19,5 (vgl. BSG, Urteil vom 05.11.1997 – B 6 RKa 52/97 = NZS, S. 444 ff.) und in Fachrichtungen mit Patientenkontakt von bis zu 13 Wochenstunden (BSG, Urteile vom 30.01.2002 – B 6 KA 20/01 R = BSGE 89, 134, vom 11.09.2002 – B 6 KA 23/01 R = GesR 2003, S. 149 sowie vom 05.02.2003 – B 6 KA 22/02 R = GesR 2003, S. 173.) bzw. im Falle eines hälftigen Versorgungsauftrages nach § 19a Abs. 2 S. 1 Ärzte-ZV von bis zu 26 Wochenstunden (BSG, Urteil vom 13.10.2010 – B 6 KA 40/09 R = GesR 2011, S. 422.) zulässig. Diesen starren zeitlichen Höchstgrenzen dürfte jedoch nach der weiteren Änderung des in § 20 Abs. 1 Ärzte-ZV durch das GKV-Versorgungsstrukturgesetz (GKV-VStG) zum 01.01.2012 und spätestens seit Rechtsprechung des Bundessozialgerichts in seinen Urteilen vom 16.12.2015 – B 6 KA 5/15 R und B 6 KA 19/15 R – die Grundlage entzogen worden sein (vgl. zu der Thematik insgesamt die Ausführungen unter 4).

[3] Der Vertrag ist seinem Zweck und Inhalt nach ein auf die Leistung selbständiger Tätigkeit gerichteter Dienstvertrag, auf den arbeitsrechtliche Vorschriften nicht anzuwenden sind. Dies gilt insbesondere für die tariflichen Rahmenbedingungen des Krankenhauses wie auch z.B. das Kündigungsschutzgesetz, vgl. auch § 9 Abs. 2 Satz 2 des Vertrages.

3. Konsiliararztvertrag

4) Diese Regelung geht davon aus, dass es sich vorliegend um einen Arzt handelt, der ein Fachgebiet vertritt, das am Krankenhaus nicht vorhanden ist (reiner Konsiliararzt) oder in einem Fachgebiet besondere Kenntnisse aufweist (z.B. Subdisziplin), die vom Chefarzt der entsprechenden Abteilung nicht erbracht werden.

5) Wie in der Vorbemerkung bereits dargestellt, ist auch die konsiliarärztliche Leistung wahlleistungsfähig, wenn das Konsil von einem Wahlarzt veranlasst wurde. Dieses Muster geht davon aus, dass eine solche Veranlassung erfolgt ist und der Konsiliararzt eine Leistung erbringt, die auch wahlarztfähig ist. Die entsprechende Wahlleistungsvereinbarung wird jedoch zwischen dem Patienten und dem Krankenhaus gemäß § 17 KHEntgG geschlossen und erstreckt sich über die externe Liquidationskette auch auf die von den liquidationsberechtigten Ärzten veranlassten Leistungen von ärztlichen und ärztlich geleiteten Einrichtungen außerhalb des Krankenhauses und mithin auch auf die Leistungen des Konsiliararztes.

Alternative:

5a) Wie in der Vorbemerkung sowie in der vorstehenden Anm. 5 bereits dargestellt, geht das Muster grundsätzlich von der Einräumung des Liquidationsrechts aus. Die Alternative trägt demgegenüber der Möglichkeit Rechnung, dass dem Konsiliararzt nicht das Liquidationsrecht eingeräumt wird, er aber im Wege einer Beteiligungsvergütung an den Einnahmen des Krankenhausträgers aus der gesonderten Berechnung wahlärztlicher Leistungen beteiligt wird.

Die Ausführungen der Anmerkungen 5, 6 und 7 gelten somit sinngemäß unter der Maßgabe, dass der Krankenhausträger selbst liquidiert.

6) Bei Regelleistungspatienten gehören sämtliche von dem Arzt zu erbringende Leistungen sowie konsiliarärztliche Untersuchungen und Mitbehandlungen gem. § 2 Abs. 2 Ziff. 2 KHEntgG/BPflV zu den allgemeinen Krankenhausleistungen und sind mit dem Entgelt, das der Kostenträger bzw. Patient an das Krankenhaus zahlt, abgegolten. In diesen Fällen erfolgt eine Rechnungsstellung des Arztes an das Krankenhaus. Dies gilt nicht, wenn der Durchgangsarzt oder H-Arzt in besonders gelagerten Fällen einen Facharzt einer anderen Disziplin zur Klärung der Diagnose einschließlich Dokumentation zuzieht (§§ 12, 62 des Vertrags Ärzte-/Unfallversicherungsträger). In diesem Fall sind die Gebühren des zugezogenen Arztes von dem Träger der Unfallversicherung unmittelbar zu erstatten.

7) Sofern es sich um einen Vertrag mit externen Ärzten handelt, deren Leistungsspektrum über das eines Konsiliararztvertrages hinausgeht, kann die Ziffer 2 wie folgt gefasst werden:

„Das Krankenhaus teilt dem Arzt mit der Erteilung des Auftrages mit, zu welchem Personenkreis der Patient zählt."

8) Bezüglich der Vergütung von Kooperationsleistungen hat der Bundesgerichtshof (BGH) mit seinem Urteil vom 12.11.2009 – III ZR 110/09 = MedR 2010, S. 555 ff.

– die verpflichtende Anwendung der GOÄ auf Konsiliararzt- und Honorararztverträge verneint. Auch besteht keine Pflicht, die GOÄ als Vergütungsgrundlage zu vereinbaren, sodass auch Pauschalhonorare, z.B. in Form von Stundensätzen etc. vereinbart werden können. In den Fällen, in denen die GOÄ von Krankenhaus und Konsiliar- bzw. Honorararzt als Abrechnungsgrundlage für die ärztlichen Leistungen also vereinbart wurde, kann eine abweichende Gebührenhöhe zwischen den Parteien somit auch mündlich vereinbart werden, da das in der GOÄ enthaltene Schriftformerfordernis für Honorarvereinbarungen seine Schutzwirkung nur zugunsten des Patienten entfaltet. Der jüngsten Rechtsprechung des BGH vom 04.04.2024 – III ZR 38/23 – zur zwingenden Anwendbarkeit der GOÄ als Abrechnungsgrundlage ärztlicher Leistungen kommt hingegen keine Relevanz zu, da das Schutzverhältnis zum Patienten nicht berührt wird.

Gleich für welche Vergütungsvariante sich die Vertragsparteien entscheiden, wird empfohlen, diese auch vertraglich zu fixieren. Fehlt eine vertragliche Regelung zur Vergütung der Kooperationsleistungen, dürfte die GOÄ als „übliche Taxe" im Sinne des § 612 BGB gelten, dann jedoch mit den darin enthaltenen praxisüblichen einfachen Steigerungssätzen.

9) Mit den Alternativen 1 bis 3 werden unterschiedliche Möglichkeiten für die Vereinbarung eines Nutzungsentgelts eröffnet. Wegen der einfachen Handhabbarkeit empfehlen sich Pauschalregelungen (Alternativen 1 und 2).

10) Es kommen verschiedene Varianten in Betracht, z.B. Festbetrag pro wahlärztlichem Patient oder Prozentsatz der Bruttoliquidationseinnahmen aus der Behandlung wahlärztlicher Patienten. Ein eventueller Vorteilsausgleich ist einzubeziehen.

11) Beschränken sich die Leistungen des Arztes z.B. auf ein gemeinsames Konsil im engeren Sinn (zweiter Aufzählungspunkt der Anm. 1 zu § 1 Abs. 2 des Musters) mit dem behandelnden Krankenhausarzt, kann eine diesbezügliche Kostenerstattung vernachlässigt werden.

12) Werden personelle und sächliche Mittel nicht in dem Umfang zur Verfügung gestellt, wie sie mit den Vergütungssätzen nach dem DKG-NT abgegolten sind, sind die Vergütungssätze entsprechend anzupassen. Gleiches gilt für eine Inanspruchnahme des ärztlichen Dienstes bzw. der Arztschreibkräfte. Die pauschalierte Kostenerstattung entfällt, wenn keine Ärzte oder Arztschreibkräfte in Anspruch genommen werden.

13) In Betracht kommt ein Euro-Betrag oder ein Prozentsatz der Bruttoliquidationseinnahmen des Arztes bzw. Konsiliararztes aus der Behandlung von wahlärztlichen Patienten.

14) Es muss grundsätzlich sichergestellt sein, dass dem Arzt ein angemessener Anteil des Honorars verbleibt.

15) Zwischen den Vertragsparteien kann darüber hinaus ein Vorteilsausgleich vereinbart werden. Es kann wie folgt formuliert werden:

„Darüber hinaus entrichtet der Arzt an das Krankenhaus einen Vorteilsausgleich in Höhe von _____"

In Betracht könnte ein Euro-Betrag oder ein Prozentsatz der Bruttoliquidationseinnahmen des Arztes aus der Behandlung von wahlärztlichen Patienten kommen.

16) Der Vertreter des Arztes ist dessen Erfüllungsgehilfe. Mit diesem wird kein gesonderter Vertrag abgeschlossen.

17) Die angemessenen Deckungssummen sollten Krankenhausträger und Arzt unter Berücksichtigung des Risikopotenzials des jeweiligen Fachgebietes feststellen. Besondere Risiken bestehen z.b. in geburtshilflichen Abteilungen, der Neurochirurgie sowie der Pädiatrie und der Humangenetik.

18) Bei Bedarf kann nach einer z.b. fünfjährigen Tätigkeitsdauer eine längere Kündigungsfrist vereinbart werden.

19) In Einzelfällen kann bei einer vom Leistungsumfang her nur geringfügigen Konsiliartätigkeit des Arztes eine generelle Ausnahme vom Zustimmungsvorbehalt des Krankenhauses bei einer angestrebten Kooperation mit einem weiteren Krankenhaus vereinbart werden.

20) Dieser Anlage bedarf es nur in den Fällen, in denen sich die Parteien im Hinblick auf das Nutzungsentgelt (§ 6) für die Alternative 3 „Kostenrechnung" entscheiden.

4 Arzt in Teilzeitanstellung

4.1 Vorbemerkung

Das Krankenhaus ist im Rahmen seiner Organisationshoheit grundsätzlich frei in seiner Entscheidung, ob Krankenhausleistungen durch eigenes Personal oder externe Leistungserbringer erbracht werden. Deshalb war es schon in der Vergangenheit üblich, dass Krankenhäuser zur Erfüllung ihrer Aufgaben bzw. zur Erbringung bestimmter Einzelleistungen mit niedergelassenen Vertragsärzten kooperiert haben, welche Leistungen im Krankenhaus und für das Krankenhaus erbracht haben. Diese Kooperationsmöglichkeiten wurden durch die Öffnung des Zulassungsrechts in der Ärzte-ZV durch das Vertragsarztrechtsänderungsgesetz[140] (VÄndG) zum 1. Januar 2007 noch einmal deutlich erweitert.

Während in der Vergangenheit durchaus diskutiert wurde, ob die Anstellung eines Vertragsarztes im Krankenhaus parallel zu dessen vertragsärztlicher Tätigkeit zulassungsrechtlich möglich sei, enthält § 20 Abs. 2 S. 2 Ärzte-ZV seit dem VÄndG nunmehr die ausdrückliche Klarstellung, dass eine Tätigkeit in oder durch Zusammenarbeit mit einem zugelassenen Krankenhaus nach § 108 SGB V oder einer Vorsorge- oder Rehabilitationseinrichtung nach § 111 SGB V mit der Tätigkeit des Vertragsarztes vereinbar ist. Damit wurde grundsätzlich sichergestellt, dass ein Vertragsarzt sowohl in eigener Niederlassung, parallel dazu aber auch als angestellter Arzt in einem nach § 108 SGB V zugelassenen Krankenhaus arbeiten darf.[141]

Die Anstellung eines Vertragsarztes im Krankenhaus vermeidet zunächst sämtliche sozialversicherungsrechtlichen Probleme, die bei der Kooperation mit Honorarärzten entstehen können. Sie kann einerseits mit dem Ziel erfolgen, dass dieser, wie die übrigen angestellten Stationsärzte, in die Behandlungsabläufe einer Abteilung oder Station integriert wird und somit für die allgemeine Behandlung der Patienten einer Station zuständig ist. Darüber hinaus wäre jedoch auch denkbar, einen Vertragsarzt nur zur Erbringung bestimmter Einzelleistungen, beispielsweise in Form von ausgewählten operativen Eingriffen, zu verpflichten. Außerdem besteht vor dem Hintergrund kontinuierlich fortschreitender Subspezialisierungen in den einzelnen Fachgebieten die Möglichkeit, andere Ärzte als den Chefarzt einer Abteilung als Wahlärzte zu benennen. Demnach könnte auch ein am Krankenhaus angestellter Vertragsarzt, der eine entsprechende fachliche Subspezialisierung aufweist, als Wahlarzt des Krankenhauses fungieren.[142] Die Wahlleistungsvereinbarung wird dabei wie üblich zwischen dem Patienten und dem Krankenhaus geschlossen und erstreckt sich auch auf

---

[140] Siehe BT-Drs. 16/2474 vom 30.08.2006, Art. 5, Nr. 6.

[141] Vgl. Halbe/Orlowski in: Clausen/Schroeder-Printzen, Münchener Anwaltshandbuch Medizinrecht, § 13 Krankenhausrecht, Rn. 348 ff. m.w.N.

[142] Ein mit dem Krankenhaus lediglich auf freiberuflicher Basis kooperierender Honorararzt ist nach der Rechtsprechung des BGH vom 16.10.2014 – III ZR 85/14 – hingegen nicht befugt, für das Krankenhaus wahlärztliche Leistungen zu erbringen = MedR 2015, 120-123.

die Leistungen sämtlicher Ärzte und Einrichtungen auch außerhalb des Krankenhauses, § 17 Abs. 3 KHEntgG.

Durch die Begründung eines Anstellungsverhältnisses wird der Vertragsarzt wie der übrige nachgeordnete ärztliche Dienst der Organisationshoheit des Krankenhauses unterworfen und diesem seinem arbeitsrechtlichen Status nach gleichgestellt. Die Anstellung unterliegt dabei den allgemeinen arbeitsrechtlichen Grundsätzen. Daraus folgt, dass der Vertragsarzt, den übrigen angestellten Ärzten entsprechend, auch Anspruch auf Urlaub etc. hat und auch einen Anspruch auf Lohnfortzahlung im Krankheitsfall genießt.

Allerdings gelten bei der Anstellung eines Vertragsarztes auch einige zu beachtende Besonderheiten.

4.1.1 Zeitlicher Rahmen der Tätigkeit im Krankenhaus

Nach der bisherigen Rechtsprechung des Bundessozialgerichts (BSG) war eine Tätigkeit des Vertragsarztes im Krankenhaus parallel zu seiner Niederlassung anfangs lediglich in Fachrichtungen ohne Patientenkontakt zulässig[143] und dies in einem Zeitrahmen von bis zu 19,5 Wochenstunden. Spätere Entscheidungen des BSG haben diesen Zeitraum für die Fachrichtungen mit Patientenkontakt bei einem vollen vertragsärztlichen Versorgungsauftrag auf maximal 13 Wochenstunden[144] bzw. im Falle eines hälftigen Versorgungsauftrages nach § 19a Abs. 2 S. 1 Ärzte-ZV auf eine maximale Beschäftigungszeit von 26 Wochenstunden[145] festgelegt. Diesen starren zeitlichen Höchstgrenzen dürfte jedoch nach der weiteren Änderung des in § 20 Abs. 1 Ärzte-ZV durch das GKV-Versorgungsstrukturgesetz (GKV-VStG) zum 01.01.2012[146] und spätestens seit Rechtsprechung des Bundessozialgerichts in seinen Urteilen vom 16.12.2015 – B 6 KA 5/15 R und B 6 KA 19/15 R – die Grundlage entzogen worden sein. In den voranstehenden Urteilen wurde zwei jeweils in Vollzeit als Krankenhausärzte tätigen Universitätsprofessoren für Transfusionsmedizin und Pathologie zwar die hälftige Zulassung zur vertragsärztlichen Versorgung verwehrt. Gleichwohl könne aus Sicht des Gerichts gerade nicht mehr von einer generellen Geltung der bisherigen zeitlichen Obergrenzen ausgegangen werden. Vielmehr komme es nunmehr auf die

---

[143] BSG, Urteil vom 05.11.1997 – B 6 RKa 52/97 = NZS, S. 444 ff.

[144] BSG, Urteile vom 30.01.2002 – B 6 KA 20/01 R = BSGE 89, 134, vom 11.09.2002 – B 6 KA 23/01 R = GesR 2003, S. 149 sowie vom 05.02.2003 – B 6 KA 22/02 R = GesR 2003, S. 173.

[145] BSG, Urteil vom 13.10.2010 – B 6 KA 40/09 R = GesR 2011, S. 422.

[146] § 20 Abs. 1 S. 1 Ärzte-ZV verweist seitdem auf die Notwendigkeit der Durchführung der Sprechstunden, welche bei vollem Versorgungsauftrag nach § 17 Abs. 1a Bundesmantelvertrag Ärzte (BMV-Ä) mindestens einen Umfang von 20 Wochenstunden bzw. für ein Teilversorgungsauftrag nach § 19a Ärzte-ZV mindestens zehn Wochenstunden einnehmen müssen.

4. Arzt in Teilzeitanstellung

jeweilige Betrachtung des Einzelfalles an.[147] Demgegenüber sei jedoch zu berücksichtigen, dass der Gesetzgeber auch keine zeitlich unbegrenzte Nebentätigkeit von Vertragsärzten mit der Liberalisierung des § 20 Abs. 1 Ärzte-ZV beabsichtigt habe, da dies mit dem vertragsärztlichen Grundsatz der persönlichen Leistungserbringung im Widerspruch stehe. Daher ist der Krankenhausträger gut beraten, im Rahmen der Gestaltung des Anstellungsvertrages für die ärztliche Tätigkeit zumindest keine volle Stelle einzuplanen und darauf zu achten, dass die Wahrnehmung des vertragsärztlichen Versorgungsauftrages durch die Tätigkeit im Krankenhaus zeitlich nicht unangemessen beeinträchtigt wird. Die bisherigen 13- bzw. 26-Stunden-Grenzen können für diese Abwägung sicher weiterhin eine taugliche Grundlage sein. Ebenfalls in die Abwägung einbezogen werden sollte außerdem der Umstand, dass sich mit dem Gesetz für schnellere Termine und bessere Versorgung (Terminservice- und Versorgungsgesetz – TSVG) vom 06.05.2019 die Mindestsprechstundenzeit in der vertragsärztlichen Versorgung von 20 auf 25 Stunden/Woche erhöht hat, was einen limitierenden Faktor für die Möglichkeiten der Vertragsärzte zur Ausübung einer Nebentätigkeit darstellt.[148]

Letztlich kann sich eine Abstimmung des für die Nebentätigkeit zulässigen zeitlichen Rahmens mit der jeweils zuständigen Kassenärztlichen Vereinigung anbieten, um auf diesem Wege Rechtssicherheit zu erlangen.

4.1.2 Mitbestimmung

Darüber hinaus ist auf das Anstellungsverhältnis eines Vertragsarztes auch die betriebliche Mitbestimmung nach dem Betriebsverfassungsgesetz (BetrVG), dem Personalvertretungsrecht des Bundes und der Länder bzw. des kirchlichen Mitbestimmungsrechts nach der Mitarbeitervertretungsordnung (MAVO) oder des Mitarbeitervertretungsgesetz (MVG-EKD) bezüglich der Mitwirkung des Betriebsrats, der Personal- oder Mitarbeitervertretung anzuwenden. Personelle Einzelmaßnahmen (Einstellung, Eingruppierung, Umgruppierung und Versetzung) den angestellten Vertragsarzt betreffend, bedürfen somit derselben ordnungsgemäßen Beteiligung der Mitarbeitervertretungen (vgl. Zustimmungserfordernis des Betriebsrates nach § 99 BetrVG), wie sie auch bei allen anderen Beschäftigten des Krankenhauses sicherzustellen ist.

4.1.3 Sozialversicherungspflicht

Grundsätzlich bedeutet die Anstellung eines Arbeitnehmers für den Arbeitgeber die Begründung eines sozialversicherungspflichtigen Arbeitsverhältnisses. Bei der Anstellung eines Vertragsarztes sind jedoch die folgenden Aspekte zu beachten:

---

[147] Vgl. Halbe/Orlowski a.a.O. m.w.N. sowie Scholz in: Rolfs/Giesen/Meßling/Udsching, BeckOK Sozialrecht, ÄrzteZV, § 20, Rn. 7 m.w.N.

[148] Vgl. Scholz a.a.O. sowie Rademacker in: Rolfs/Giesen/Meßling/Udsching, BeckOK Sozialrecht, SGB V, § 95, Rn. 122 m.w.N. und Ladurner in MedR 2019, 440, 443.

a. Krankenversicherung

Vertragsärzte verfügen aufgrund ihrer selbständigen Tätigkeit in der Regel bereits über einen eigenen Krankenversicherungsschutz, sei es in der privaten Krankenversicherung oder aufgrund einer freiwilligen Mitgliedschaft in der gesetzlichen Krankenversicherung. Die Anstellung eines Vertragsarztes im Krankenhaus parallel zu dessen vertragsärztlicher Tätigkeit würde jedoch keine weitere Krankenversicherungspflicht nach § 5 Abs. 1 Nr. 1 SGB V begründen, da ein Angestellter nach § 5 Abs. 5 SGB V nicht versicherungspflichtig ist, wenn er hauptberuflich selbständig erwerbstätig ist. Dieses Kriterium wäre erfüllt, wenn die wirtschaftliche Gesamtbetrachtung unter Berücksichtigung des jeweiligen Zeitaufwandes für die einzelnen Tätigkeiten zu dem Ergebnis käme, dass der deutlich überwiegende Teil des Lebensunterhalts durch die selbständige Tätigkeit erwirtschaftet wird.[149] Dies dürfte zumindest in den Fällen, in denen der Vertragsarzt seinen Versorgungsauftrag vollumfänglich ausübt, der Fall sein.

Einen Anspruch auf **Beitragszuschüsse** zur Krankenversicherung nach § 257 SGB V hat der angestellte Vertragsarzt nicht. Dieser Ausgleich soll nach Absatz 1 der Regelung lediglich freiwillig gesetzlich krankenversicherten Beschäftigten zukommen, die ausschließlich wegen Überschreitens der Jahresarbeitsentgeltgrenze (JAE-Grenze) versicherungsfrei geworden sind (§ 6 Abs. 1 Nr. 1 SGB V). Versicherungsfreiheit aus anderen Gründen hingegen begründet keinen Anspruch nach § 257 Abs. 1 SGB V[150], sodass angestellte Vertragsärzte, die aufgrund ihrer Selbständigkeit nach § 5 Abs. 5 SGB V – unabhängig von der JAE-Grenze – nicht der Versicherungspflicht unterliegen, von Beitragszuschüssen ausgeschlossen sind. Das Gleiche gilt für angestellte Vertragsärzte mit privatem Krankenversicherungsschutz, da sich nach § 257 Abs. 2 SGB V die Versicherungsfreiheit entweder wiederum aus dem Überschreiten der JAE-Grenze, der Sonderregel des § 6 Abs. 3a SGB V, die vorliegend nicht erfüllt wäre, oder einer Befreiung von der Versicherungspflicht nach § 8 SGB V ergeben müsste.

b. Pflegeversicherung

Die gesetzliche Pflegeversicherung knüpft in Bezug auf den versicherungspflichtigen Personenkreis wiederum an die Mitgliedschaft in der gesetzlichen Krankenversicherung an. Dabei ist unerheblich, ob die GKV-Mitgliedschaft verpflichtend ist (vgl. § 20 Abs. 1 und 2 SGB XI) oder die Person freiwillig in der GKV versichert ist (vgl. § 20 Abs. 3 SGB XI), wobei letztere nach § 22 Abs. 1 SGB XI auf Antrag von der Versicherungspflicht befreit werden können, wenn sie nachweisen, dass sie bei einem Unternehmen der privaten Krankenversicherung pflegeversichert sind. Zwar enthält das

---

[149] Vgl. Gerlach in: Hauck/Noftz, Sozialgesetzbuch SGB V, Kommentar, § 5, Rn. 482 sowie Ulmer in: Rolfs/Giesen/Meßling/Udsching, BeckOK Sozialrecht, SGB V, § 5 Nr. 89 m.w.N.

[150] Vgl. Knispel in: Peters, KV (SGB V), § 257, Rn. 12 sowie BSGE 74, 101 und Ulmer in: Rolfs/Giesen/Meßling/Udsching, BeckOK Sozialrecht, SGB V, § 257 Rn. 6 m.w.N.

SGB XI keine Kollisionsnormen, wie § 5 Abs. 5 SGB V, die die Vor- oder Nachrangigkeit einzelner Versicherungstatbestände regeln, wenn bei einem Versicherten mehrere Tatbestandsvoraussetzungen erfüllt sind. Dennoch ist der in der gesetzlichen Krankenversicherung versicherungspflichtige Personenkreis maßgeblich, da die Versicherungspflicht in der gesetzlichen Pflegeversicherung mit der Versicherungspflicht in der gesetzlichen Krankenversicherung gekoppelt ist.[151] Wenn durch die Anstellung eines Vertragsarztes nach § 5 Abs. 5 SGB V keine gesonderte Versicherungspflicht in der gesetzlichen Krankenversicherung begründet würde (s.o.), entfiele somit auch eine Versicherungspflicht in der gesetzlichen Pflegeversicherung.[152] Vertragsärzte, die aufgrund ihrer selbständigen Tätigkeit nach § 5 Abs. 5 SGB V eine private Krankenversicherung abgeschlossen haben, haben aufgrund § 23 Abs. 1 SGB XI in der Regel auch eine private Pflegeversicherung abgeschlossen.

Auch im Rahmen der Pflegeversicherung besteht kein Anspruch auf **Beitragszuschüsse** nach § 61 SGB XI. Zwar enthält der Wortlaut der Absätze 1 und 2 der Regelung – entgegen § 257 SGB V – keine Einschränkungen in Bezug auf den anspruchsberechtigten Personenkreis, sodass grundsätzlich unbeachtlich ist, aus welchen Gründen sich die Versicherungsfreiheit des Beschäftigten ergibt. Das BSG hat jedoch – unter Hinweis auf die Gesetzesentwicklung – darauf hingewiesen, dass § 257 SGB V und § 61 SGB XI „dasselbe Regelungsziel und denselben Inhalt" haben[153], sodass die Anwendung dieser Vorschriften im Ergebnis zu keinen Unterschieden bei den anspruchsberechtigten Personenkreisen führen dürfte.[154] Letztlich kann hinsichtlich des nach § 61 SGB XI berechtigten Personenkreises auch auf die umfangreiche Rechtsprechung zu § 257 SGB V Bezug genommen werden. Die darin entwickelten Grundsätze gelten sinngemäß.[155]

c. Rentenversicherung

In Bezug auf eine etwaige Rentenversicherungspflicht ist zu berücksichtigen, dass Arbeitgeber von Beschäftigten, die als Angehörige einer besonderen Berufsgruppe nach § 6 Abs. 1 Satz 1 Nr. 1 SGB VI von der Versicherungspflicht befreit und Mitglied eines berufsständischen Versorgungswerks sind, diesen gegenüber gemäß § 172a SGB VI grundsätzlich zur Entrichtung eines Zuschusses verpflichtet sind. Dies käme auch bei der Anstellung eines Vertragsarztes in Betracht. Die Höhe der nach dieser Verfahrensweise von den Ärzten weiterhin zu entrichtenden Beiträgen an die ärztlichen

---

[151] Vgl. Orlowski, Schermer, Rau u.a., SGB XI – Kommentar, § 20, Rn. 5 ff. sowie Ulmer in: Rolfs/Giesen/Meßling/Udsching, BeckOK Sozialrecht, SGB XI, § 20, Einleitung.

[152] Ulmer a.a.O., SGB XI, § 20, Rn. 2a m.w.N.

[153] Siehe Urteil vom 04.06.1998, B 12 P2/97 R = SozR 3-3300 § 61 Nr. 1., sowie Baumeister in: Rolfs/Giesen/Meßling/Udsching, BeckOK Sozialrecht, SGB XI, § 61, Rn. 8 m.w.N.

[154] Vgl. im Ergebnis Didong in: Hauck/Wilde, Sozialgesetzbuch XI, § 61, Rn. 5, sowie Peters in: KassKomm, § 61 SGB XI, Rn. 5, und Baumeister in: BeckOK, § 61 SGB XI Rn. 8.

[155] Vgl. Dalichau/Grüner/Müller/Alten, SGB XI – Pflegeversicherung, § 61, S. 15.

Versorgungswerke bemisst sich nach den jeweils geltenden Satzungen der einzelnen Versorgungseinrichtungen und kann vor dem Hintergrund der teilweise sehr inhomogenen Rechtslage variieren. Für die Krankenhausträger ist die Anstellung eines Vertragsarztes somit jedenfalls mit der Verpflichtung zur Entrichtung des Zuschusses nach § 172a SGB VI verbunden. Dieser beläuft sich auf 50% des Beitrages an die berufsständische Versorgungseinrichtung, höchstens jedoch auf 50% des gesetzlichen Beitragssatzes.

Für die Frage der ZVK-Pflichtigkeit der Anstellung des Vertragsarztes sollten die jeweils einschlägigen Satzungen der Zusatzversorgungskassen geprüft werden.

d. Arbeitslosenversicherung

Für den Bereich der **Arbeitslosenversicherung** gilt hingegen zunächst der Grundsatz, wonach Personen, die gegen Arbeitsentgelt beschäftigt sind, zu dem versicherungspflichtigen Personenkreis zählen (vgl. §§ 24 und 25 SGB III). Dies würde grundsätzlich auch auf angestellte Vertragsärzte zutreffen. Diese sind im Rahmen ihrer vertragsärztlichen Tätigkeit zwar selbständig tätig und unterlägen bei einem wöchentlichen Arbeitsaufwand von mindestens 15 Stunden nach § 28a SGB III nicht der Versicherungspflicht. Diese Versicherungsfreiheit bezieht sich jedoch lediglich auf die selbständige Tätigkeit und wirkt sich nicht auch in Bezug auf das Angestelltenverhältnis zum Krankenhaus aus. Der Krankenhausträger als Arbeitgeber ist somit dennoch gemäß § 346 Abs. 1 SGB III i.V.m. § 341 SGB III verpflichtet, den hälftigen Beitrag zur Arbeitslosenversicherung zu entrichten.

Die Anstellung eines Vertragsarztes ist im Ergebnis mit einer reduzierten Sozialversicherungspflicht des Krankenhausträgers verbunden, bezogen auf die Krankenversicherung und die Pflegeversicherung.

Für die konkrete Vertragsgestaltung sollte der im jeweiligen Krankenhaus üblicherweise verwendete Anstellungsvertrag verwendet werden mit einem entsprechenden Verweis auf die jeweils für das Krankenhaus geltenden tarifvertraglichen Bestimmungen. Die voranstehenden Besonderheiten sollten im Rahmen vertraglicher Nebenabreden berücksichtigt werden. **Aus diesem Grunde wurde – entgegen dem bisherigen Prozedere – vom Abdruck eines ausformulierten Mustervertrages abgesehen.** Vielmehr soll die nachfolgende Checkliste eine Hilfestellung bei der Gestaltung eines entsprechenden Vertrages geben. Sie enthält Regelungsgegenstände, die jeder Arbeitsvertrag enthalten sollte, erhebt jedoch keinen Anspruch auf Vollständigkeit, sondern stellt Anschauungsmaterial dar, das als Anregung für eigene Überlegungen dienen soll. Da bei jedem einzelnen Vertrag das vertragliche Optimum unter Berücksichtigung der individuellen Anforderungen anders liegt, sind ferner die Besonderheiten des Einzelfalls zu berücksichtigen.

4.2 Checkliste

Anstellungsverträge mit Vertragsärzten beurteilen sich nach allgemeinen arbeitsvertraglichen Grundsätzen. Es wird empfohlen, bei der vertraglichen Ausgestaltung des Anstellungsverhältnisses auf dem jeweils im Krankenhaus üblichen tariflich geprägten Anstellungsvertrag aufzubauen und im Rahmen der Nebenabreden zu dem Anstellungsvertrag u.a. folgende Regelungsgegenstände zu vereinbaren:

- **Festlegung der wöchentlichen Arbeitszeit**

Vor dem Hintergrund der aktuellen Rechtsprechung des Bundessozialgerichts bezüglich des zulässigen zeitlichen Rahmens der Nebentätigkeit eines Vertragsarztes wäre im Wesentlichen darauf zu achten, dass die Erfüllung des vertragsärztlichen Versorgungsauftrages durch die Anstellung im Krankenhaus nicht unangemessen eingeschränkt wird. Bei der zeitlichen Abwägung dessen kann sich der Krankenhausträger grundsätzlich auch weiterhin nach den bisherigen zeitlichen Grenzen orientieren. Bei einem Vertragsarzt, der seine Zulassung nach § 19a Abs. 1 Ärzte-ZV in Vollzeit ausübt, könnte eine wöchentliche Arbeitszeit von 13 Stunden bzw., wenn die vertragsärztliche Zulassung gem. § 19a Abs. 2 Ärzte-ZV auf die Hälfte des Versorgungsauftrages beschränkt ist, von 26 Wochenstunden vereinbart werden.

- **Konkretisierung der Dienstaufgaben**

In den Nebenabreden zum Anstellungsverhältnis sollte vereinbart werden, welche Position der Vertragsarzt im Krankenhaus einnimmt und ob er lediglich für die Durchführung bestimmter Leistungen und Eingriffe im Krankenhaus zuständig ist oder vielmehr allgemein in die Behandlungsabläufe eingebunden und somit für die Behandlung aller Patienten zuständig sein soll.

In diesem Rahmen sollte außerdem vereinbart werden, inwieweit der Vertragsarzt für die Teilnahme an Bereitschaftsdiensten bzw. Hintergrunddiensten vorgesehen ist, da auch in diesem Zusammenhang darauf geachtet werden muss, die maximale Wochenarbeitszeit des Vertragsarztes, die dieser parallel zu seiner vertragsärztlichen Tätigkeit aus zulassungsrechtlicher Sicht im Krankenhaus verbringen kann, nicht zu überschreiten.[156]

- **Vergütung**

Auch wenn der Anstellungsvertrag bereits einen entsprechenden Verweis auf die im Krankenhaus geltenden tarifvertraglichen Bestimmungen enthält, sollte nochmals klargestellt werden, dass sich die Vergütung des angestellten Vertragsarztes nach den geltenden tarifvertraglichen Entgeltgruppen richtet, beispielsweise des TVöD, des

---

[156] Siehe dazu die Ausführungen in der Vorbemerkung zu Kap. 4.1.1.

TV-Ärzte oder den AVR-Caritas etc. In Ermangelung geltender Tarifverträge käme alternativ auch die Vereinbarung einer außertariflichen Vergütung in Betracht.

- **Haftpflichtversicherung**

Für seine ambulante vertragsärztliche Tätigkeit wird der angestellte Vertragsarzt bereits über eine versicherungsrechtliche Absicherung verfügen. Diese wird jedoch für seine weitere Tätigkeit als Angestellter eines Krankenhauses keinen Versicherungsschutz entfalten. Daher sollte das Krankenhaus veranlassen, den angestellten Vertragsarzt, wie auch die übrigen angestellten Ärzte, in seine bestehende Betriebshaftpflichtversicherung einzubeziehen.

5 Vertrag über die (Mit-) Nutzung der Infrastruktur des Krankenhauses

5.1 Vorbemerkung

Ausgangslage für dieses Vertragsmuster ist der Gedanke, durch gemeinsame Nutzung der Einrichtungen und ggf. des Personals des Krankenhauses Synergieeffekte zu erschließen und zu einer besseren Ausnutzung der vorhandenen Ressourcen zu gelangen. Hierdurch bleiben die eigentlichen Vertragsbeziehungen des Arztes zu seinen Patienten und die Qualifikation der Behandlung als vertragsärztliche Versorgung unberührt. Die Kooperation regelt demgemäß lediglich das Innenverhältnis zwischen dem Arzt und dem die Infrastruktur zur Verfügung stellenden Krankenhaus. Als Vertragspartner des Krankenhauses kommt im Übrigen auch ein Medizinisches Versorgungszentrum in Betracht.

Sofern von der Möglichkeit Gebrauch gemacht werden soll, medizinisch-technische Großgeräte des Krankenhauses durch den Arzt nutzen zu lassen, wird auf die Ausführungen der *„Beratungs- und Formulierungshilfe Kooperationsverträge"* der DKG verwiesen[157], die dieses Thema explizit aufarbeitet. Zu beachten sind hierbei insbesondere die Anforderungen des Medizinprodukterechts oder der strahlenschutztechnischen Vorschriften.

Bitte beachten:
Die in dem Muster selbst oder in den Endnoten gemachten Anmerkungen sind unbedingt zu beachten, da teilweise eine Unterscheidung zu treffen ist bzw. es an einigen Stellen einer individuellen Ausgestaltung bedarf.

---

[157] Die Broschüre liegt in der 5. Auflage 2021 vor.

5.2 Mustervertrag

Vertrag über die (Mit-) Nutzung der Infrastruktur des Krankenhauses

Zwischen dem Krankenhausträger _____

vertreten durch _____

und

Frau/Herrn Dr. med. _____, Ärztin/Arzt für _____

wird folgender

Vertrag

geschlossen:

§ 1
Tätigkeit des Arztes

(1) Dem Arzt wird es gestattet, seine Patienten im Krankenhaus _____ ab _____ ambulant zu behandeln.

(2) Im Einzelnen handelt es sich um folgende Leistungsbereiche:[1)]

_____
_____
_____
_____

§ 2
Stellung des Arztes

(1) Der Arzt ist für eine den Erkenntnissen der medizinischen Wissenschaft entsprechende ärztliche Behandlung seiner Patienten verantwortlich. Der Arzt schließt mit den Patienten den Behandlungsvertrag.

(2) Der Arzt steht zum Krankenhaus weder in einem Anstellungsverhältnis noch in einem arbeitnehmerähnlichen Verhältnis. Arbeitsrechtliche Vorschriften, wie z.B. das Kündigungsschutzgesetz, finden keine Anwendung.

(3) Der Arzt verpflichtet sich zur vertrauensvollen Zusammenarbeit mit den Krankenhausärzten, den Belegärzten, den sonstigen Mitarbeitern des Krankenhauses, dem Krankenhausträger sowie den Mitgliedern der Krankenhausleitung.

§ 3
Rechte und Pflichten des Arztes

(1) Der Arzt kann vom ihm angestelltes Personal im Krankenhaus nur mit Zustimmung des Krankenhauses einsetzen. Das gleiche gilt für die Hinzuziehung von Ärzten zur anästhesiologischen Versorgung sowie zur Assistenz und zum Konsilium, von Notfällen abgesehen.[2] Das Krankenhaus ist berechtigt, den Austausch einzelner Personen aus sachlichem Grund zu verlangen. Die beschäftigten Personen unterliegen der Weisungsbefugnis des Strahlenschutzverantwortlichen und des Strahlenschutzbeauftragten des Krankenhauses im Rahmen der strahlenschutzrechtlichen Vorschriften.

(2) In seinem Arbeitsbereich ist der Arzt gegenüber dem vom Krankenhausträger zur Verfügung gestellten Personal – unbeschadet der Befugnisse der Mitglieder der Krankenhausleitung – fachlich weisungsberechtigt. Hierbei haben sie den beruflichen Bildungsstand sowie die Arbeitsverträge des Personals zu beachten. Die Weisungsberechtigung des Strahlenschutzverantwortlichen und des Strahlenschutzbeauftragten des Krankenhauses bleiben hiervon unberührt.

(3) Der Arzt hat die allgemeinen Richtlinien des Krankenhauses, z.B. Hygienerichtlinien, zu beachten.

(4) Der Arzt ist verpflichtet, Aufzeichnungen über die Art und Anzahl der durchgeführten Leistungen sowie die tatsächliche Inspruchnahme von Räumen, Einrichtungen und nichtärztlichem Personal zu führen und dem Krankenhaus innerhalb von drei Wochen nach Quartalsende zur Verfügung zu stellen. Soweit das Krankenhaus darüber hinaus für allgemeine statistische Zwecke, zur Erstellung der Kosten- und Leistungsrechnung, zur Erhebung seiner Entgelte oder Ähnliches

Angaben vom Arzt benötigt, gilt Satz 1 entsprechend. Die Rechenschaftspflicht (§ 259 BGB) besteht auch gegenüber den aufgrund gesetzlicher Vorschriften oder gegenüber den vom Krankenhaus bestellten Prüfungseinrichtungen oder deren Beauftragten.

(5) Der Arzt verpflichtet sich, während der Dauer des Vertragsverhältnisses die ärztlichen Leistungen nach § 1 Abs. 2 nur mit Zustimmung des Krankenhauses in anderen Einrichtungen zu erbringen. Davon darf nur abgewichen werden, wenn die zur Verfügung stehende Nutzungszeit nicht ausreicht.

§ 4
Bereitstellung von Personal[3], Räumen, Einrichtungen und Material

(1) Das Krankenhaus stellt dem Arzt zur Erbringung der Leistungen nach § 1 Abs. 2 zur Verfügung:[4]

a) nichtärztliches Personal[5]
_____

b) Räume
_____

c) Einrichtungen, Geräte (Apparate, Instrumente und dgl.), ausgenommen die in Abs. 2 genannten Geräte[6]
_____

d) Material, ausgenommen die in Abs. 3 genannten Verbrauchsmaterialien.

(2) Der Arzt bringt folgende Geräte ein:

_____

(3) Der Arzt wird die Verbrauchsmaterialien[7], die nicht mit den Gebühren abgegolten sind, nach der Sprechstundenbedarfsregelung oder auf eigene Rechnung besorgen und getrennt von den Materialien des Krankenhauses vorrätig halten; außerdem wird er Arznei- und Verbandmittel u.ä. auf Einzelrezept verordnen. Der Arzt ist verpflichtet, das Personal entsprechend anzuweisen.

§ 5
Umfang der Nutzung

(1) Der Arzt hat die Behandlung seiner Patienten so einzurichten, dass seine Tätigkeit sich sinnvoll in die Organisation und in den Arbeitsablauf des Krankenhauses eingliedert.

(2) Das Krankenhaus stellt dem Arzt die in § 4 Abs. 1 genannten Personen, Räume, Einrichtungen und Geräte zeitlich wie folgt zur Verfügung:

Montag	von ___ Uhr bis ___ Uhr	
Dienstag	von ___ Uhr bis ___ Uhr	
Mittwoch	von ___ Uhr bis ___ Uhr	
Donnerstag	von ___ Uhr bis ___ Uhr	
Freitag	von ___ Uhr bis ___ Uhr.	

Vorgenannte Nutzungszeiten umfassen auch die Vor- und Nachrüstzeiten.

Das Krankenhaus kann nach Anhörung des Arztes die Nutzungszeiten verringern, ohne dass es einer Vertragskündigung bedarf, soweit der Arzt die ihm zur Verfügung gestellten Nutzungszeiten nicht nur vorübergehend ungenutzt lässt.

(3) Die Behandlung von Notfällen durch das Krankenhaus geht der Nutzung nach Abs. 1 vor. Verkürzt sich dadurch die vereinbarte Nutzungszeit des Arztes erheblich, sorgt das Krankenhaus im Benehmen mit dem Arzt für einen angemessenen Ausgleich. Das Gleiche gilt für den Ausfall oder Stillstand von Geräten und Einrichtungen, die das Krankenhaus dem Arzt zur Nutzung überlässt, sowie für Wartungsarbeiten.

(4) Während der jeweiligen Nutzungszeiten ist der Arzt Anwender im Sinne der gerätesicherheits- und strahlenschutztechnischen Vorschriften. Er muss über die erforderliche Fachkunde und die erforderlichen Kenntnisse im Strahlenschutz verfügen. Der Strahlenschutzverantwortliche und der Strahlenschutzbeauftragte des Krankenhauses sind gegenüber dem Anwender im Rahmen der strahlenschutztechnischen Vorschriften fachlich weisungsbefugt. Der Arzt hat gerätebedingte Funktionsausfälle oder -störungen sowie andere Vorkommnisse, die für die sicherheitstechnische Beurteilung des medizinisch-technischen Großgerätes maßgebend sind, dem Krankenhaus unverzüglich anzuzeigen. Dazu gehören auch die gerätebedingte Abgabe falscher Energiemengen oder Fehldosierungen an Patienten, Unfälle durch Energiemengen oder Fehldosierungen an Patienten, Unfälle durch Installationsfehler oder wiederholte gleichartige Bedienungsfehler.[8]

(5) Der Arzt ist verpflichtet, mit den vom Krankenhaus in ordnungsgemäßem Zustand zur Verfügung gestellten Einrichtungen, Apparaten und Instrumenten sorgfältig umzugehen. Er hat während seiner Nutzungszeiten für den einwandfreien Zustand

der medizinischen Einrichtungen, Apparate und Instrumente zu sorgen; soweit für die Beseitigung von Mängeln das Krankenhaus zuständig ist, sind diese unverzüglich der Krankenhausseite anzuzeigen.

Alternative 1: Sonstige Pauschalregelung[9]

§ 6
Nutzungsentgelt

(1) Das Nutzungsentgelt wird pauschaliert.

Die Kostenerstattung beträgt _____ €.[10]
Der Vorteilsausgleich beträgt _____ €.[11]

(2) Dem Nutzungsentgelt liegen nach Maßgabe des § 4 Abs. 1 insbesondere folgende Kostenarten zugrunde:

a) Personalkosten,
b) Kosten der Nutzung von Räumen, Einrichtungen und Geräten,
c) sonstige Sachkosten im betriebswirtschaftlichen Sinn ohne die Kosten der Verbrauchsmaterialien.

Zu den Personalkosten gehören neben den Bruttovergütungen auch der Wert etwaiger Sachbezüge sowie Arbeitgeberanteile zur Sozialversicherung und Zusatzversorgung, Beihilfe u.ä.

(3) Soweit ausnahmsweise Arzneimittel, Verbrauchsmaterialien u.a. (§ 4 Abs. 3) aus den Beständen des Krankenhauses entnommen werden, sind sie unverzüglich in natura zu ersetzen oder mit dem Einstandspreis des Krankenhauses zu erstatten.

(4) Abrechnungszeitraum für das Nutzungsentgelt ist das Kalenderjahr. Bis zur Schlussabrechnung sind jeweils zum 3. Werktag eines Monats Abschlagszahlungen in Höhe von 1/12 des voraussichtlichen Jahresbetrages zu leisten. Die Schlusszahlungen sind jeweils einen Monat nach Zustellung der Rechnung fällig. Bei Überschreitung der Frist ist das Krankenhaus berechtigt, Zinsen in Höhe von _____ % über dem Basiszinssatz (§ 288 BGB) pro Jahr zu berechnen.

(5) Zeigt es sich, dass die Höhe der Kostenerstattung nicht der Höhe der Kosten aufgrund betriebswirtschaftlicher Kalkulationen entspricht, kann der Krankenhausträger – mit Wirkung für die Zukunft – mit einer Ankündigungsfrist von drei Monaten, ohne dass es einer Kündigung dieses Vertrages bedarf, die Kostenerstattung aufgrund Kostenrechnung erheben. Soweit möglich werden die Kosten dem Arzt

direkt zugeordnet, im Übrigen nach verursachungsgerechtem Schlüssel verteilt. Soweit eine exakte Erfassung nicht möglich ist, erfolgt eine wirklichkeitsnahe Schätzung durch das Krankenhaus.

Alternative 2: Kostenrechnung

§ 6
Nutzungsentgelt

(1) Der Arzt hat dem Krankenhaus die dem Krankenhaus durch seine ambulante Tätigkeit entstehenden Kosten zu erstatten; hierbei handelt es sich nach Maßgabe des § 4 Abs. 1 um:

a) Personalkosten,
b) Kosten der Nutzung von Räumen, Einrichtungen und Geräten,
c) sonstige Sachkosten im betriebswirtschaftlichen Sinn ohne die Kosten der Verbrauchsmaterialien.

(2) Zu den Personalkosten gehören neben den Bruttovergütungen auch der Wert etwaiger Sachbezüge sowie Arbeitgeberanteile zur Sozialversicherung und Zusatzversorgung, Beihilfen u.ä.

(3) Für die Inanspruchnahme von Personal, Räumen, Einrichtungen, Geräten und Material nach § 4 Abs. 1 erstattet der Arzt die dem Krankenhaus entstehenden Kosten nach der Kostenrechnung.

Das Krankenhaus stellt die Kostenrechnung für den Abrechnungszeitraum nach *Anlage* auf, die Bestandteil dieses Vertrages ist. Dabei werden, soweit möglich, die Kosten direkt zugeordnet, im Übrigen nach verursachungsgerechtem Schlüssel verteilt. Soweit eine exakte Erfassung nicht möglich ist, erfolgt eine wirklichkeitsnahe Schätzung durch das Krankenhaus.

(4) Soweit ausnahmsweise Arzneimittel, Verbrauchsmaterialien u.a. (§ 4 Abs. 3) aus den Beständen des Krankenhauses entnommen werden, sind sie unverzüglich in natura zu ersetzen oder mit dem Einstandspreis des Krankenhauses zu erstatten. Die Erstattung der Verbrauchsmaterialien wird monatlich vom Krankenhaus in Rechnung gestellt und ist sofort fällig.

(5) Vorteilsausgleich[12]

(6) Abrechnungszeitraum für das Nutzungsentgelt ist das Kalenderjahr. Bis zur Schlussabrechnung sind jeweils zum 3. Werktag eines Monates

Abschlagszahlungen in Höhe von 1/12 des voraussichtlichen Jahresbetrages zu leisten. Die Schlusszahlungen sind jeweils einen Monat nach Zustellung der Rechnung fällig. Bei Überschreitung der Frist ist das Krankenhaus berechtigt, Zinsen in Höhe von ____ % über dem Basiszinssatz (§ 288 BGB) pro Jahr zu berechnen.

§ 7
Haftung

(1) Der Arzt haftet gegenüber seinen Patienten aus seiner Tätigkeit im Krankenhaus für alle Schäden, gleichgültig ob sie von seinen Ärzten oder von seinen weiteren Erfüllungsgehilfen verschuldet sind. Angestellte des Krankenhauses, die bei Leistungen im Verantwortungsbereich des Arztes mitwirken, sind insoweit seine Erfüllungsgehilfen.

(2) In seinem Verantwortungsbereich haftet der Arzt für Schäden, die durch Nichteinhaltung der Strahlenschutz- und Gerätesicherheitsvorschriften, der sonstigen Vorschriften (z.B. Hygienerichtlinien) und der Meldepflichten nach § 5 Abs. 3 und 4 verursacht werden, und für alle Beschädigungen, die durch unsachgemäße Benutzung entstehen.

(3) Der Arzt ist dem Krankenhaus zum Ersatz verpflichtet, wenn dem Krankenhaus aus dem Einsatz der Ärzte des Arztes oder aus dem Einsatz einer sonstigen vom Arzt angestellten Person ein Schaden entsteht.

(4) Der Arzt schließt für seine Tätigkeiten nach § 1 eine ausreichende Haftpflichtversicherung[13] ab, die auch die Haftung der Erfüllungsgehilfen abdeckt. Der Arzt weist dem Krankenhaus den Abschluss einer Haftpflichtversicherung vor Aufnahme der Tätigkeit nach.

(5) Das Krankenhaus haftet nicht für den Ausfall oder Stillstand von Geräten und Einrichtungen, die das Krankenhaus dem Arzt zur Nutzung überlässt.[14]

§ 8
Vertragsdauer, Kündigung

(1) Der Vertrag wird auf unbestimmte Zeit geschlossen.

(2) Dieser Vertrag kann innerhalb der ersten sechs Monate mit einer Frist von einem Monat zum Monatsende, danach nur mit einer Frist von sechs Monaten zum Quartalsende gekündigt werden. Nach einer fünfjährigen Vertragsdauer beträgt die Kündigungsfrist zwölf Monate zum Quartalsende.

(3) Das Recht zur fristlosen Kündigung des Vertrages aus wichtigem Grund bleibt unberührt.

(4) Die Kündigung bedarf der Schriftform.

§ 9
Schweigepflicht

(1) Der Arzt hat über alle Angelegenheiten, von denen er durch seine Tätigkeit im Krankenhaus Kenntnis erhält – auch nach Beendigung seiner Tätigkeit -, Verschwiegenheit zu bewahren, sofern sie nicht allgemein bekannt sind oder eine Rechtspflicht zur Auskunft besteht.

(2) Der Arzt verpflichtet sich ferner, seine Mitarbeiter, die Kenntnis von solchen Daten und Informationen erhalten, im Rahmen der gesetzlichen Möglichkeiten zu einer entsprechenden Geheimhaltung – auch für die Zeit nach dem Ausscheiden aus den Diensten des Arztes – zu verpflichten.

§ 10
Schlussbestimmungen

(1) Das Krankenhaus kann im Rahmen seines Organisationsrechts Satzungen, Hausordnungen und ähnliche Regelungen erlassen. Dadurch dürfen aber weder die vertraglichen Rechte geschmälert noch die vertraglichen Pflichten des Arztes erweitert werden.

(2) Nebenabreden, Änderungen und Ergänzungen dieses Vertrages sind nur gültig, wenn sie schriftlich vereinbart worden sind. Dies gilt auch für die Aufhebung dieser Schriftformklausel. Durch eine vom Vertragstext abweichende Übung werden Rechte und Pflichten nicht begründet.

Der niedergelassene Arzt im Krankenhaus – Vertragsmuster

(3) Sollten einzelne Klauseln oder Bestimmungen dieses Vertrages ganz oder teilweise unwirksam sein oder werden oder weist dieser Vertrag Lücken auf, so wird hierdurch die Wirksamkeit des Vertrages im Übrigen nicht berührt. Für diesen Fall verpflichten sich die Parteien, anstelle der unwirksamen Bestimmung rückwirkend eine wirksame Bestimmung zu vereinbaren, welche dem Sinn und Zweck der unwirksamen Bestimmung möglichst nahekommt. Im Falle einer Lücke werden sie eine Bestimmung vereinbaren, die dem entspricht, was nach Sinn und Zweck dieses Vertrages vereinbart worden wäre, wenn die Angelegenheit bedacht worden wäre.

_____, den _____
(Ort)

_____   _____
(Krankenhaus)   (Arzt)

Anlage: **Kostenrechung**

5.3 Anmerkungen

[1] Die entsprechenden Leistungsbereiche sind möglichst spezifisch aufzuführen. Ein mögliches Beispiel könnte in diesem Zusammenhang auch die Leistungserbringung gemäß § 115f SGB V sein. Durch das Krankenhauspflegeentlastungsgesetz (KHPflEG) vom 20.12.2022 (BGBl. I, Seite 2793) wurde § 115f SGB V neu in das SGB V aufgenommen. Dort ist eine spezielle sektorengleiche Vergütung (Hybrid-DRG) für bestimmte in einem Katalog genannte Leistungen vorgesehen, die unabhängig davon erfolgt, ob die vergütete Leistung ambulant oder stationär mit Übernachtung erbracht wird. Auch im Rahmen dieser Leistungserbringung bestehen Kooperationsmöglichkeiten zwischen Krankenhäusern und niedergelassenen Vertragsärzten. Handelt es sich beispielsweise um den Hybrid-Fall eines Vertragsarztes, der für die Behandlung die Infrastruktur des Krankenhauses benötigt (z. B. OP-Saal und nicht-ärztliches Personal), würde der Vertragsarzt die Hybrid-DRG auf dem für ihn vorgesehenen Abrechnungsweg in Rechnung stellen und mit dem Krankenhaus nach dem hier vorgeschlagenen Muster einen Vertrag über die Nutzung der Krankenhausinfrastruktur schließen, um auf diesem Wege dem Krankenhaus im Innenverhältnis ein Nutzungsentgelt zukommen zu lassen.

Dabei ist jedoch zu beachten, dass Vertragsärzte in ihrer Eigenschaft als Vertragsarzt nur ambulante Leistungen gemäß § 115f SGB V erbringen und die hierfür erforderliche Infrastruktur des Krankenhauses (z.B. OP-Saal und nicht-ärztliches Personal) in Anspruch nehmen können. Wird zusätzlich dazu für die Behandlung beispielsweise ein Krankenhausbett benötigt und in Anspruch genommen, dürfte dies nur durch einen Belegarzt und im Rahmen der Inanspruchnahme der Belegabteilung eines Krankenhauses erfolgen. Dies hätte aber bei Hybrid-Leistungen zur Folge, dass nur der Belegarzt die Hybrid-DRG abrechnen könnte und allenfalls die Möglichkeit bestünde, das Krankenhaus hieran im Innenverhältnis durch ein Nutzungsentgelt zu beteiligen.

[2] Die Parteien können zu § 3 Abs. 1 abweichende Vereinbarungen treffen.

[3] Für die Inanspruchnahme von Personal, Räumen, Einrichtungen, Geräten und Material nach § 4 Abs. 1 erstattet der Arzt die dem Krankenhaus entstehenden Kosten nach der Kostenrechnung.

Das Krankenhaus stellt die Kostenrechnung für den Abrechnungszeitraum nach Anlage auf, die Bestandteil dieses Vertrages ist. Dabei werden, soweit möglich, die Kosten direkt zugeordnet, im Übrigen nach verursachungsgerechtem Schlüssel verteilt. Soweit eine exakte Erfassung nicht möglich ist, erfolgt eine wirklichkeitsnahe Schätzung durch das Krankenhaus.

[4] In dem Fall empfiehlt es sich, Räume und Ausstattung allgemein zu fassen, um nicht den Anspruch auf einen bestimmten Raum oder ein Gerät festzuschreiben. Es bietet sich eine generelle Beschreibung an (z.B. Operationsraum, Vorbereitungsraum, Bildverstärker etc.).

5) Soweit ausnahmsweise nachgeordnete Ärzte des Krankenhauses zu Zwecken der Assistenz oder zur Erbringung eines Konsiliums zur Verfügung gestellt werden, ist das Wort „nichtärztliches" zu streichen. Dies gilt auch für Arzt-Schreibkräfte, da diese ebenfalls zum ärztlichen Bereich zählen.

Die entgeltliche Überlassung von Personal des Krankenhauses für die Tätigkeit in der Praxis des Arztes kann aus rechtlicher Sicht als erlaubnispflichtige Arbeitnehmerüberlassung gewertet werden, wenn das Personal in die Arbeitsorganisation des Arztes eingegliedert wird und vom Arzt oder den dortigen leitenden Mitarbeitern fachliche bzw. organisatorische Weisungen erhält. Gemäß § 1 Abs. 1 S. 1 Arbeitnehmerüberlassungsgesetz (AÜG) benötigt jede Arbeitnehmerüberlassung im Rahmen der wirtschaftlichen Tätigkeit eines Unternehmens eine entsprechende Erlaubnis, unabhängig davon, ob sie gewerbsmäßig erfolgt oder nicht, sofern kein Ausnahmetatbestand nach § 1 Abs. 3 AÜG einschlägig ist. Greift keine der Ausnahmetatbestände, handelt es sich um eine erlaubnispflichtige Arbeitnehmerüberlassung, bezüglich derer die weiteren Regelungen des AÜG zu berücksichtigen sind. Wird eine Arbeitnehmerüberlassung ohne die erforderliche Erlaubnis durchgeführt, kann eine Geldbuße bis zu 30.000 € drohen, § 16 Abs. 2 i.V.m. § 16 Abs. 1 Nr. 1 AÜG. Daher sollte derjenige, der Personal an seinen Vertragspartner überlassen möchte, eine entsprechende Erlaubnis beantragen. Zudem ist die Regelung des § 1 Abs. 1b S. 1 AÜG zu berücksichtigen, wonach die Überlassung desselben Leiharbeitnehmers an denselben Entleiher grundsätzlich nicht länger als in 18 aufeinander folgenden Monaten zulässig ist. Wird die zulässige Überlassungshöchstdauer überschritten, droht als Rechtsfolge zunächst die Versagung bzw. die Rücknahme oder der Widerruf der Überlassungserlaubnis (§ 3 Abs. 1 Nr. 1, §§ 4 und 5 AÜG). Daneben kommt eine Geldbuße von bis zu 30.000 € für den Verleiher in Betracht (§ 16 Abs. 1 Nr. 1e, Abs. 2 AÜG) und es greift die Fiktion eines Arbeitsverhältnisses zwischen Entleiher und Leiharbeitnehmer, sofern dieser nicht widerspricht (§ 10 Abs. 1 S. 1 i.V.m. 9 Abs. 1 Nr. 1b AÜG). Auch ist der Verleiher nach § 8 Abs. 1 S. 1 AÜG verpflichtet, dem Leiharbeitnehmer für die Zeit der Überlassung an den Entleiher die im Betrieb des Entleihers geltenden wesentlichen Arbeitsbedingungen einschließlich des Arbeitsentgeltes zu gewähren. Verstöße des Verleihers gegen den equal-pay-Grundsatz können mit einer Geldbuße von bis zu 500.000 € geahndet werden (§ 16 Abs. 1 Nr. 7a i.V.m. Abs. 2 AÜG).

Eine ausführlichere Darstellung der Thematik der Arbeitnehmerüberlassung findet sich in der Broschüre „Beratungs- und Kooperationsverträge". Der Klärung weiterer Fragestellungen dienen die Fachlichen Weisungen Arbeitnehmerüberlassungsgesetz der Bundesagentur für Arbeit (abrufbar unter der Adresse https://www.arbeitsagentur.de/datei/fw-aueg_ba016586.pdf), zudem kann eine Kontaktaufnahme zur Klärung bestehender Zweifelsfragen mit der zuständigen Regionaldirektion der BA sinnvoll sein.

6) Die vom Krankenhaus eingebrachten Geräte (Apparate, Instrumente und dgl.) können auch listenartig erfasst werden. Für diesen Fall ist einzufügen: „Das Krankenhaus wird die in Anlage _____ genannten Geräte usw. einbringen."

7) Hierunter fallen Materialien nach der Sprechstundenbedarfsregelung für den vertragsärztlichen Bereich sowie Materialien, die der Patient zur weiteren Verwendung behält oder die mit einer einmaligen Anwendung verbraucht sind; Entsprechendes gilt für Bürobedarf.

8) Eine derartige Regelung ist nur für den Fall erforderlich, dass die zur Nutzung überlassenen Geräte unter den Anwendungsbereich der strahlenschutztechnischen Vorschriften (Strahlenschutzgesetz, Strahlenschutzverordnung) fallen. Eine Regelung für den Fall, dass die zur Nutzung überlassenen Geräte und Einrichtungen des Krankenhauses unter den Anwendungsbereich des Medizinprodukterechts fallen, findet sich in § 3 Abs. 5 des Belegarztvertragsmusters (vgl. Vertragsmuster 1).

9) Mit den Alternativen 1 und 2 werden unterschiedliche Möglichkeiten für die Vereinbarung eines Nutzungsentgelts eröffnet. Wegen der einfacheren Handhabbarkeit empfiehlt sich die Pauschalregelung (Alternative 1).

10) Es kommen verschiedene Varianten in Betracht, z.B. Festbetrag als Monatsbetrag i.S. von Miete und Pacht oder je Betriebsstunde, ferner Prozentsatz der Bruttoliquidationseinnahmen des Arztes aus ambulanter Tätigkeit.

11) In Betracht könnte ein €-Betrag oder ein Prozentsatz der Bruttoliquidationseinnahmen des Arztes aus ambulanter Tätigkeit kommen.

12) Zwischen den Vertragsparteien kann ein Vorteilsausgleich vereinbart werden. Ggf. ist zu vereinbaren:

„(5) Darüber hinaus entrichtet der Arzt an das Krankenhaus einen Vorteilsausgleich in Höhe von _____ "

In Betracht könnte ein €-Betrag oder ein Prozentsatz der Bruttoliquidationseinnahmen des Arztes aus ambulanter Tätigkeit kommen.

13) Die angemessenen Deckungssummen sind in Abstimmung mit dem Versicherer unter Berücksichtigung des Risikopotenzials des jeweiligen Fachgebietes festzustellen. Besondere Risiken bestehen z.B. in geburtshilflichen Abteilungen, der Neurochirurgie sowie der Pädiatrie und der Humangenetik.

14) Es empfiehlt sich, dass der Arzt für den Fall des Ausfalls/Stillstandes von Geräten/Einrichtungen eine (Feuer-)Betriebsunterbrechungsversicherung abschließt.

6 Mietvertrag

6.1 Vorbemerkung

Neben der nur teilweisen und/oder zeitlich begrenzten Nutzung der Infrastruktur des Krankenhauses besteht die Möglichkeit, dass die Vertragsärztin bzw. der Vertragsarzt Räumlichkeiten des Krankenhauses anmietet und dort die Praxis betreibt. Für das Krankenhaus stellt dies eine interessante Möglichkeit dar, z.B. Kooperationspartner wie Beleg- oder Konsiliarärzte in unmittelbarer Nähe zum Krankenhaus anzusiedeln.

Grundsätzlich ist ein Praxismietvertrag ein normaler Mietvertrag, der seine zivilrechtliche Grundlage in den §§ 535 ff. BGB hat. Da es sich bei Praxisräumen um Geschäftsräume – Räume, die nach dem Vertragszweck zu gewerblichen oder freiberuflichen Zwecken angemietet werden[158] – aber nicht um Wohnraum handelt, sind die umfangreichen Schutzvorschriften des BGB zugunsten der Mieter von Wohnräumen in den §§ 549 bis 577a BGB nicht unmittelbar einschlägig. Teilweise finden diese Regelungen jedoch über die Verweisungsnorm des § 578 Abs. 2 BGB auch für die Anmietung von Geschäftsräumen Anwendung. Hinsichtlich derjenigen Regelungen, auf die § 578 Abs. 2 BGB nicht verweist, besteht jedoch insoweit Vertragsfreiheit; vom BGB abweichende Regelungen sind möglich.

Im Rahmen eines Mietverhältnisses kommt es zwischen Mieter und Vermieter oftmals zu Diskussionen über Verteilung und Höhe der Nebenkosten sowie insbesondere der Betriebskosten. Grundsätzlich geht das BGB davon aus, dass diese Kosten vom Vermieter getragen und mit der Miete abgegolten werden. Eine gesonderte Umlegung auf den Mieter bedarf daher einer Vereinbarung, soweit sie nicht gesetzlich bestimmt oder zugelassen ist, wie z.B. durch die Verordnung über die verbrauchsabhängige Abrechnung der Heiz- und Warmwasserkosten (Heizkostenverordnung) vom 23. Februar 1981 in der Fassung der Bekanntmachung vom 5. Oktober 2009. Hinsichtlich der Betriebskosten ist im Rahmen der Geschäftsraummiete die Verordnung über die Aufstellung von Betriebskosten (Betriebskostenverordnung) vom 25. November 2003 bei Abschluss des Mietvertrages maßgebend. Da es sich nicht um Wohnraum handelt, der des besonderen Schutzes durch das BGB bedarf, kann der Umfang der vom Mieter zu tragenden Betriebskosten auch anders als in der Betriebskostenverordnung bestimmt werden.[159] Das Vertragsmuster empfiehlt daher die dezidierte Aufnahme der von der Praxis zu tragenden Betriebskosten, um spätere Streitigkeiten zu verhindern. Wie Betriebskosten werden die Heizkosten für Wärme und Warmwasser behandelt; ihre Umlage richtet sich nach der abgeschlossenen Vereinbarung.

---

[158] Grüneberg-Weidenkaff, Einf. v. § 535, Rn. 92
[159] Grüneberg-Weidenkaff, § 535, Rn. 90

Bitte beachten:

Die in dem Muster selbst oder in den Endnoten gemachten Anmerkungen sind unbedingt zu beachten, da teilweise eine Unterscheidung zu treffen ist bzw. es an einigen Stellen einer individuellen Ausgestaltung bedarf.

6.2 Mustervertrag

Mietvertrag „Praxis im Krankenhaus"

zwischen

Herrn/Frau Dr. _____
- *nachfolgend Praxis genannt -*

und

dem Krankenhaus _____, vertreten durch _____ .
- *nachfolgend Krankenhaus genannt -*

§ 1
Mietobjekt

Das Krankenhaus vermietet an die Praxis

(1) die in der Anlage ___ zu diesem Vertrag näher bezeichneten ____ Betriebs- und Verwaltungsräume mit einer Gesamtfläche von ___ qm zur Benutzung als Vertragsarztpraxis[1],

(2) Stellplätze für Personenkraftwagen, deren Standort sich aus der Anlage _____ zu diesem Vertrag ergibt.[2] Die Praxis ist berechtigt, durch geeignete Beschilderung auf ihr ausschließliches Nutzungsrecht hinzuweisen.

(3) Der Praxis werden vom Krankenhaus für die Mietzeit folgende Schlüssel ausgehändigt:

_____
_____
_____

Kommen der Praxis Schlüssel einer zentralen Schließanlage abhanden, ist dieser Verlust dem Krankenhaus unverzüglich mitzuteilen. Das Krankenhaus ist berechtigt, auf Kosten der Praxis die erforderliche Anzahl von Schlüsseln anfertigen zu lassen und gegebenenfalls die Schließanlage zu ersetzen.[3]

§ 2
Miete

(1) Die monatliche Nettokaltmiete beträgt[4)]
  a) für die Praxisräume einschließlich Ausstattung € _____ pro qm
  b) für die Kfz-Stellplätze € _____ pro Stellplatz.

Die Gesamtmiete beträgt danach _____ qm x € _____ = € _____
_____ Stellplätze x € _____ = € _____

Die Gesamtmiete ist monatlich im Voraus, spätestens am 3. Werktag eines Kalendermonats, kostenfrei auf ein vom Krankenhaus zu benennendes Konto zu überweisen. Dabei ist die Wertstellung ohne Vorbehalt auf dem Konto des Krankenhauses entscheidend für die Erfüllung der Zahlungsverpflichtung der Praxis.

(2) Die erste Mietrate ist bei Vertragsabschluss und vor Übergabe der Mieträume zu zahlen. Nichtzahlung trotz Mahnung berechtigt das Krankenhaus zum Rücktritt vom Vertrag.

(3) Als Mietsicherheit sind von der Praxis drei Nettokaltmieten, insgesamt € _____, zu stellen. Der Praxis kommt ein Wahlrecht zu, ob sie die Mietsicherheit durch Zahlung einer verzinslichen Barkaution auf ein vom Krankenhaus zu bestimmendes Konto oder durch Hinterlegung einer unbefristeten und unter Verzicht auf die Einrede der Vorausklage gegebenen Bankbürgschaft leistet.

(4) Die Praxis hat das Krankenhaus darüber zu informieren, ob und gegebenenfalls welche Teile der Praxiseinrichtung an Kreditgeber sicherungsübereignet sind, da an diesen Gegenständen ein Vermieterpfandrecht nicht entstehen kann. Welche Gegenstände sicherungsübereignet sind, kann der Anlage zu diesem Mietvertrag entnommen werden.

§ 3
Betriebskosten[5)]

(1) Zusätzlich zur Miete sind folgende Betriebskosten im Sinne des § 2 der Betriebskostenverordnung[6)] anteilig von der Praxis zu zahlen:

  - Heizkosten (Heizung und Warmwasser),
  - Kosten der Wasserversorgung (Kaltwasser),
  - Kosten der Entwässerung (Oberflächen- und Schmutzwasser),
  - Kosten der Versorgung mit elektrischer Energie,
  - Kosten des Betriebs des Personenaufzugs,
  - Kosten der Straßenreinigung,

- Kosten der Gartenpflege,
- Kosten der Schornsteinreinigung,
- Kosten der Sach- und Haftpflichtversicherung,
- Verwaltungsgemeinkosten
- _____

Die Kosten des Betriebs der zentralen Heizungsanlage und der zentralen Wasserversorgung werden zu 50% nach dem erfassten Wärmeverbrauch der Nutzer und zu 50% nach dem Anteil der Nutzfläche verteilt.[7] Die übrigen Betriebskosten werden – soweit Zähler/Messgeräte vorhanden sind – nach Maßgabe des gemessenen Verbrauchs abgerechnet, im Übrigen im Verhältnis der gemieteten Praxisraumfläche zur Gesamtfläche (ohne Treppenhaus, Keller und Gemeinschaftsräume). Die insoweit zugrunde liegende Gesamthausfläche beträgt _____ qm.

(2) Auf die Betriebskosten werden monatliche Abschlagszahlungen in Höhe von € _____ vereinbart, die zusammen mit der Miete monatlich im Voraus zu zahlen sind. Die Betriebskosten werden jährlich zu Beginn des neuen Kalenderjahres, jedoch bis spätestens _____ [8] Monate nach Ende des Abrechnungszeitraumes, schriftlich abgerechnet. Endet das Mietverhältnis während einer Abrechnungsperiode, hat die Abrechnung monatsgenau zeitnah zu erfolgen, spätestens jedoch bis zum 30. Juni des auf den Auszug folgenden Jahres. Die abrechnungsrelevanten Unterlagen hat das Krankenhaus der Praxis auf Verlangen vorzulegen.

(3) Die Reinigung der Mietsräume (inkl. Fenster und Rollladen) ist Aufgabe der Praxis.

(4) Abfälle einschließlich Sonderabfälle sowie sonst zu beseitigende Stoffe hat die Praxis ordnungsgemäß auf ihre Kosten zu entsorgen.[9]

§ 4
Mietanpassung

(1) Die Miethöhe ist fest bis zum _____. Für den nachfolgenden Zeitraum gilt:

Verändert sich der vom Statistischen Bundesamt veröffentlichte Verbraucherpreisindex Deutschland, bezogen auf 2020 = 100%, um mehr als 5% nach oben oder nach unten gegenüber seinem Stand im Zeitpunkt des Vertragsabschlusses, kann jede Partei die Aufnahme von Verhandlungen über eine angemessene Anpassung der Miete verlangen. Können sich die Vertragsparteien nicht auf eine Anpassung der Miete einigen, ist die Anpassung durch einen von der regional zuständigen Handelskammer zu benennenden Sachverständigen in Anlehnung an die ortsübliche Miete festzulegen. Jede Vertragspartei trägt die Hälfte der Kosten des Sachverständigen.

Im Falle jeder weiteren Änderung dieses Preisindexes um mehr als 5% nach oben oder nach unten gegenüber dem Stand im Zeitpunkt der letzten Mietanpassung kann jede Partei erneut die Aufnahme von Verhandlungen über eine angemessene Anpassung der Miete verlangen.[10]

(2) Die Mietanpassung kann jeweils mit Wirkung vom 1. des Monats an verlangt werden, der auf den Monat folgt, in welchem die den Anspruch auf Aufnahme von Verhandlungen begründende Änderung des Indexes eingetreten ist.

(3) Nach jedem Wechsel des Basisjahres ist die vom Statistischen Bundesamt veröffentlichte Umbasierung vom Zeitpunkt der Veröffentlichung an für die Parteien verbindlich.

§ 5
Instandhaltung

(1) Die Praxis übernimmt die Miträume im besichtigten Zustand. Dieser Zustand wird von den Vertragsparteien als vereinbart angesehen. Die Miträume werden wie folgt übernommen:[11]
- _____
- _____
- _____

(2) Zur Übergabe bei Mietbeginn und Mietende ist ein Übergabeprotokoll anzufertigen, das sämtliche vorhandenen Mängel beinhaltet. Im Übergabeprotokoll ist ebenfalls zu klären, wer verpflichtet ist, die Mängel zu beseitigen.

(3) Anfängliche, vom Krankenhaus nicht zu vertretende Mängel begründen keinen Schadenersatzanspruch der Praxis.

(4) Die Praxis sorgt dafür, dass das Mietobjekt pfleglich behandelt wird und Schäden dem Krankenhaus unverzüglich gemeldet werden. Sie haftet für alle Schäden, die durch die verspätete Anzeige oder durch unsachgemäße Benutzung entstehen.

Schäden am Mietobjekt, die von der Praxis zu vertreten oder ihr zuzurechnen sind, müssen von der Praxis unverzüglich und auf eigene Kosten beseitigt werden. Erfolgt die Schadensbeseitigung auch nach schriftlicher Mahnung innerhalb einer angemessen gesetzten Frist nicht, kann das Krankenhaus die notwendige Schadensbeseitigung auf Kosten der Praxis vornehmen lassen. Eine Mahnung sowie eine Fristsetzung sind bei erheblichen Schäden entbehrlich.

Entsprechendes gilt für Schäden, die durch Patienten der Praxis verursacht werden.

(5) Zu den Pflichten des Krankenhauses gehört die Instandhaltung des Mietobjektes von außen.

§ 6
Instandhaltungs-/Umbaumaßnahmen

(1) Die Praxis darf auf eigene Kosten bauliche Veränderungen, die dem Betrieb der Praxis dienen, vornehmen. Sie bedürfen der vorherigen schriftlichen Zustimmung des Krankenhauses.

Die Praxis haftet für Schäden, die durch die Umbauarbeiten am Mietobjekt eingetreten sind, sowie für die Beachtung baurechtlicher Vorschriften. Sind Genehmigungen erforderlich, hat die Praxis diese auf eigene Kosten einzuholen. Eine Mitwirkung an der Einholung der Genehmigung kann das Krankenhaus nur aus wichtigem Grunde verweigern.

(2) Ausbesserungen und bauliche Veränderungen, die dem Erhalt des Mietobjektes oder seiner Modernisierung dienen oder die zur Abwehr drohender Gefahren oder zur Beseitigung von Schäden erforderlich sind, darf das Krankenhaus auch ohne Zustimmung der Praxis vornehmen.

Alle Instandhaltungs- und Umbaumaßnahmen hat die Praxis gemäß den gesetzlichen Bestimmungen zu dulden. Sie hat die in Betracht kommenden Räume nach rechtzeitiger vorheriger Terminabsprache zugänglich zu halten, darf die Ausübung der Arbeiten weder behindern noch verzögern und muss das ihrerseits Erforderliche tun, um die Durchführung der Arbeiten zu ermöglichen. Andernfalls hat sie für die dadurch entstehenden Mehrkosten und Schäden aufzukommen. Das Krankenhaus wird bestrebt sein, dass die Arbeiten die Nutzung der Mieträume nicht unzumutbar einschränken oder unmöglich machen. Das Krankenhaus führt die erforderlichen Arbeiten schnellstmöglich durch.

(3) Die Praxis hat nur dann einen Anspruch auf Mietminderung oder Schadensersatz, wenn die Arbeiten den bestimmungsgemäßen Gebrauch der Mieträume ganz oder überwiegend ausschließen oder nicht nur unerheblich beeinträchtigen.

(4) Die Praxis verpflichtet sich, bei Bedarf Schönheitsreparaturen für die Mieträume vorzunehmen. Diese sind fachgerecht auszuführen. Schönheitsreparaturen umfassen u.a. Tapezieren, Streichen der Wände und Decken, Fußleisten, Heizkörper und Heizrohre, Streichen der Innentüren, Fenster und Außentüren von innen (soweit möglich).[12]

Zu den Schönheitsreparaturen zählen auch kleine Reparaturen an der Heizungsanlage, den Sanitäranlagen, an den Elektroleitungen innerhalb der Mieträume sowie der Ersatz von Glasbruch in den Mieträumen.

Kommt die Praxis ihren Verpflichtungen nicht nach, kann ihr das Krankenhaus zur Bewirkung der Leistung eine angemessene Frist mit der Erklärung bestimmen, dass es die Durchführung der Schönheitsreparaturen seitens der Praxis nach dem Ablauf der Frist ablehnt. Nach Ablauf der Frist ist das Krankenhaus berechtigt, von der Praxis Schadensersatz wegen Nichterfüllung zu verlangen.

§ 7
Betreten des Mietobjektes
durch einen Beauftragten des Vermieters

(1) Die Beauftragten des Krankenhauses dürfen das Mietobjekt nach vorheriger Absprache zu den üblichen Betriebszeiten betreten.

(2) Gleiches gilt im Falle der Kündigung oder Aufhebung des Mietverhältnisses für Besichtigungen der Räumlichkeiten mit Neuinteressenten.

§ 8
Rückgabe des Mietobjektes

(1) Die Mieträume sind nach Beendigung des Mietverhältnisses vollständig gereinigt an das Krankenhaus zurückzugeben. Außerdem hat die Praxis sämtliche Schlüssel, auch diejenigen, die sie selbst beschafft hat, an das Krankenhaus herauszugeben.

(2) Die fälligen Schönheitsreparaturen hat die Praxis auszuführen. Einrichtungen, mit denen die Praxis die Mieträume versehen hat, kann sie entfernen, jedoch hat sie den früheren Zustand auf ihre Kosten wiederherzustellen. Verbleiben diese Einrichtungen nach Wahl des Krankenhauses in den Mieträumen, zahlt das Krankenhaus an die Praxis eine Entschädigung, die sich am Zeitwert der Einrichtung orientiert.

(3) Bauliche oder sonstige Änderungen und Einrichtungen, die die Praxis ohne Zustimmung des Krankenhauses vorgenommen hat, sind, wenn das Krankenhaus dies verlangt, von der Praxis unter Wiederherstellung des früheren Zustandes unverzüglich unter Berücksichtigung der gesetzlichen Bestimmungen zu beseitigen.

§ 9
Erweiterungsklausel

(1) Der Praxis ist erlaubt, im Einvernehmen mit dem Krankenhaus einen oder mehrere Ärzte als Partner in die Praxisräume aufzunehmen, wenn diese ebenfalls als Gesamtschuldner in die aus diesem Vertrag folgenden Verpflichtungen eintreten.

(2) Eine anderweitige Untervermietung oder sonstige Überlassung der Miträume an Dritte ist ausgeschlossen.

§ 10
Praxisschilder

(1) Die Praxis darf Praxisschilder auf eigene Kosten innerhalb und außerhalb des Gebäudes anbringen. Dadurch wird eindeutig erkennbar gemacht, dass es sich bei der Praxis um eine mit dem Krankenhaus nicht verbundene Arztpraxis handelt.

(2) Die Praxis hat bei der Anbringung der Praxisschilder die Vorgaben des ärztlichen Berufsrechts zu beachten und den genauen Ort der Anbringung mit dem Krankenhaus abzustimmen. Die Praxis haftet für eventuelle, durch die Schilder verursachte Schäden.

(3) Die Schilder dürfen nach Beendigung des Mietverhältnisses für einen Zeitraum von bis zu sechs Monaten angebracht bleiben und mit einem Hinweis auf die neue Praxisanschrift versehen werden. Die Praxis hat die Schilder spätestens nach Ablauf dieser sechs Monate auf ihre Kosten zu entfernen und den vorherigen Zustand wiederherzustellen.

§ 11
Vertragsdauer/Vertragsbeendigung

(1) Das Vertragsverhältnis beginnt am _____.

(2) Der Abschluss des Vertrages erfolgt unbefristet. Bis zum _____ ist eine ordentliche Kündigung ausgeschlossen. Anschließend kann der Vertrag von beiden Seiten mit einer Frist von sechs Monaten zum Ablauf eines Kalenderjahres gekündigt werden. Für die Rechtzeitigkeit der Kündigung ist der Zugang der Kündigung beim Krankenhaus entscheidend.

(3) Das Recht auf außerordentliche Kündigung aus wichtigem Grund bleibt unberührt. Ein wichtiger Grund liegt dann vor, wenn eine Partei ihre Verpflichtungen

aus diesem Vertrag nachhaltig verletzt. Davon ist insbesondere auszugehen, wenn die Praxis für zwei aufeinanderfolgende Termine mit der Zahlung des gesamten oder eines nicht unerheblichen Teils der Miete in Verzug ist oder sie in einem längeren Zeitraum mit der Entrichtung der Miete in Höhe eines Betrages in Verzug ist, der die Miete für zwei Monate erreicht.[13] Weiterhin liegt ein wichtiger Grund vor, wenn die Praxis beispielsweise den vertragswidrigen Gebrauch der Mieträume oder die unbefugte Überlassung der Mieträume an Dritte fortsetzt, obwohl das Krankenhaus der Praxis eine angemessene Frist zur Abhilfe gesetzt oder sie abgemahnt hat.

(4) Die Kündigung muss schriftlich erfolgen. Ebenfalls schriftlich zu erfolgen hat die Vereinbarung der Fortsetzung des Mietverhältnisses nach dessen Beendigung. § 545 BGB wird ausgeschlossen.

§ 12
Sonstige Vereinbarungen

(1) Änderungen und Ergänzungen dieses Vertrages haben nur dann Gültigkeit, wenn sie schriftlich zwischen den Vertragsparteien vereinbart wurden; sie müssen ausdrücklich als Vertragsänderung bzw. Vertragsergänzung bezeichnet sein. Diese Regelung gilt auch für die Aufhebung dieser Schriftformklausel.

(2) Die Durchführung von behördlichen Auflagen ist Aufgabe des Krankenhauses.[14] Das Krankenhaus versichert, dass alle behördlichen Auflagen für das Betreiben einer Arztpraxis in den vermieteten Räumen erfüllt sind bzw. erfüllt werden; sind diese nicht erfüllt, behält sich die Praxis das Recht des Rücktritts vom Mietvertrag vor.

(3) Die Kosten der Realisierung des Strahlenschutzes trägt die Praxis.

(4) Die Praxis hat dem Krankenhaus das Vorliegen eines umfassenden Versicherungsschutzes für die Mieträume mit ausreichenden Deckungssummen nachzuweisen. Der Nachweis umfasst folgende Versicherungen und Deckungssummen[15]:

- _____
- _____
- _____

§ 13
Konkurrenzschutz

Für die Laufzeit des Vertrages besteht zwischen Praxis und Krankenhaus kein Konkurrenzschutz.

§ 14
Salvatorische Klausel

Sollten Bestimmungen dieser Vereinbarung unwirksam sein oder werden, bleibt der Vertrag im Übrigen dennoch gültig. Anstelle der unwirksamen Bestimmungen haben die Parteien eine solche Ersatzregelung zu vereinbaren, die dem ursprünglichen Regelungsziel unter Beachtung der arztrechtlichen Vorgaben möglichst nahekommt. Erweist sich diese Vereinbarung als lückenhaft, sind die Parteien verpflichtet, sie unter Beachtung der erkennbaren wirtschaftlichen Zielsetzung und der arztrechtlichen Vorgaben zu ergänzen.

_____, den _____
(Ort)

_____   _____
(Krankenhaus)   (Praxis)

Anlagen

6.3 Anmerkungen

1) Das Mietobjekt ist möglichst genau zu bezeichnen, inklusive Anzahl und Bezeichnung der Räumlichkeiten. Dabei bietet es sich an, gekennzeichnete Grundrisse zu verwenden.

2) Die Anmietung von Stellplätzen kann auch in einem separaten Vertrag erfolgen. Ebenfalls ist es möglich, eine separate Kündigung der Stellplätze zu vereinbaren.

3) Soweit keine Schlüssel einer zentralen Schließanlage übergeben wurden, ist diese Passage zu streichen.

4) Soweit Mehrwertsteuer anfällt, wird diese hinzugerechnet und in der Rechnung gesondert ausgewiesen.

5) Die hier vorgeschlagene Betriebskostenabrechnung definiert genau, welche Betriebskosten zusätzlich zur Miete abgerechnet werden können. Sie dient insoweit als Checkliste. Einen Überblick über abrechenbare Betriebskosten gibt § 2 der Betriebskostenverordnung. Sofern einzelne Betriebskostenarten nicht anfallen, sind diese zu streichen. Soweit nicht die Regelungsbereiche der Heizkostenverordnung tangiert sind, können die Betriebskosten aus Vereinfachungsgründen auch pauschal als mit der Miete abgegolten deklariert werden. Dies ist bei der Höhe der Miete zu berücksichtigen. Sonstige Kosten können nur geltend gemacht werden, wenn diese ausdrücklich im Vertrag aufgeführt sind.

6) Die seit dem 1. Januar 2004 geltende Betriebskostenverordnung hat § 27 Abs. 2 der II. Berechnungsverordnung sowie Anlage 3 zur II. Berechnungsverordnung abgelöst.

7) Bezüglich der Umlage von Heizkosten und Warmwasserkosten ist die Heizkostenverordnung zu beachten, die auch für Geschäftsräume gilt. Nach dieser Verordnung ist der Vermieter verpflichtet, die Kosten des Betriebs zentraler Heizungsanlagen und zentraler Warmwasserversorgungsanlagen anteilig nach Verbrauch und Verhältnis der Nutzfläche umzulegen. Die Verbrauchskosten müssen dabei mit mindestens 50% und höchstens 70% berücksichtigt werden, wobei die Berücksichtigung mit 70% den Regelfall bildet. Den Vertragsparteien steht jedoch ein Gestaltungsspielraum zu. Anstatt der Nutzfläche kann auch der umbaute Raum zugrunde gelegt werden. Es kann auch die Nutzfläche/der umbaute Raum der beheizten Räume herangezogen werden.

8) In der Regel wird die Abrechnung der Betriebskosten innerhalb einer Frist von 12 Monaten vorgenommen. Eine Ausdehnung der Frist auf bis zu 3 Jahre ist zulässig.

9) Bei Bedarf kann in geeigneter Weise gegen Kostenerstattung eine Einbeziehung der Praxis in den Reinigungs- und Entsorgungsdienst der Klinik vereinbart werden.

10) Verzichtet das Krankenhaus für die Dauer von mindestens zehn Jahren auf das Recht zur ordentlichen Kündigung oder wird der Praxis das Recht eingeräumt, die Vertragsdauer auf mindestens zehn Jahre zu verlängern, passt sich die Miete automatisch an die Veränderungen des Verbraucherpreisindexes Deutschland an (§ 3 Abs. 1 Nr. 1e Preisklauselgesetz; Grüneberg-Weidenkaff, § 535 BGB, Rn. 75). Da jede Änderung der Miethöhe eine wesentliche Vertragsänderung darstellt, unterliegt auch der vertraglich begründete Anspruch auf Neufestsetzung der Miete auf Grund einer Änderung des Verbraucherpreisindex dem Schriftformerfordernis (BGH, Urteil vom 11.04.2018 – XII ZR 43/17, NJW-RR 2018, S. 1101).

11) An dieser Stelle ist eine der genannten Varianten einzutragen bzw. der Vertrag bei teilrenovierten oder mängelbehafteten Räumlichkeiten zu ergänzen:

    1.1   komplett renoviert

    1.2   unrenoviert

    1.3   teilweise renoviert, nicht renoviert sind _____

    1.4   es wurden folgende Mängel festgestellt: _____

12) Der Umfang der Schönheitsreparaturen ist den tatsächlichen Gegebenheiten vor Ort anzupassen.

13) Im Falle des Zahlungsverzuges ist grundsätzlich keine Abmahnung oder Nachfristsetzung erforderlich, § 543 Abs. 3, Satz 2 Nr. 3 BGB. Jedoch kann eine Abmahnung dann geboten sein, wenn keine Anhaltspunkte für eine Zahlungsunfähigkeit oder -unwilligkeit vorliegen oder der Zahlungsverzug im Verhältnis zur bisherigen Vertragsdauer und -erfüllung unbedeutend ist (Grüneberg-Weidenkaff, § 543, Rn. 50).

14) Gegebenenfalls sind behördliche Genehmigungen erforderlich (z.B. Genehmigung der Nutzungsänderung nach baurechtlichen Vorschriften der Länder; § 19 StrahlenschutzG etc.).

15) Die Klauseln des Mietvertrages müssen die wirtschaftlichen Belastungen des betroffenen Vertragspartners so deutlich darstellen, wie dies den Umständen nach gefordert werden kann. Eine Verpflichtung des Mieters, „ausreichende" Versicherungen abzuschließen, regelt nicht mit der erforderlichen Deutlichkeit, in welchem Umfang welche Versicherungen von ihm erwartet werden (OLG Düsseldorf, Beschluss vom 16.08.2016 – I-24 U 25/16, ZMR 2017, 161). Daher sind die erforderlichen Versicherungen nebst jeweiliger Deckungssummen aufzulisten.